D1600916

50 TÉCNICAS DE
MINDFULNESS
PARA LA ANSIEDAD,
LA DEPRESIÓN,
EL ESTRÉS Y EL DOLOR

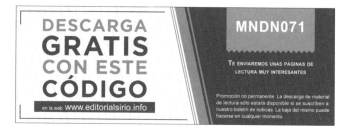

DESCARGA
GRATIS
CON ESTE
CÓDIGO
en la web www.editorialsirio.info

MNDN071

TE ENVIAREMOS UNAS PÁGINAS DE LECTURA MUY INTERESANTES

Promoción no permanente. La descarga de material de lectura sólo estará disponible si se suscriben a nuestro boletín de noticias. La baja del mismo puede hacerse en cualquier momento.

Título original: THE MINDFULNESS TOOLBOX. 50 PRACTICAL MINDFULNESS TIPS, TOOLS, AND HANDOUTS FOR ANXIETY, DEPRESSION, STRESS, AND PAIN
Traducido del inglés por Vicente Merlo
Diseño de portada: Editorial Sirio, S.A.
Diseño y maquetación de interior: Toñi F. Castellón

© de la edición original
   2014 Donald Altman, M.A., LPC

© de la presente edición
   EDITORIAL SIRIO, S.A.
   C/ Rosa de los Vientos, 64
   Pol. Ind. El Viso
   29006-Málaga
   España

www.editorialsirio.com
sirio@editorialsirio.com

I.S.B.N.: 978-84-17399-55-9
Depósito Legal: MA-689-2019

Impreso en Imagraf Impresores, S. A.
c/ Nabucco, 14 D - Pol. Alameda
29006 - Málaga

Impreso en España

Puedes seguirnos en Facebook, Twitter, YouTube e Instagram.

Cualquier forma de reproducción, distribución, comunicación pública o transformación de esta obra solo puede ser realizada con la autorización de sus titulares, salvo excepción prevista por la ley. Diríjase a CEDRO (Centro Español de Derechos Reprográficos, www.cedro.org) si necesita fotocopiar o escanear algún fragmento de esta obra.

DONALD ALTMAN

50 TÉCNICAS DE
MINDFULNESS
PARA LA ANSIEDAD,
LA DEPRESIÓN,
EL ESTRÉS Y EL DOLOR

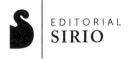

EDITORIAL
SIRIO

Este libro está dedicado a la paz y a todos
los que la buscan dentro y fuera.
Que cada grano de mindfulness sea una bendición
para el despertar de todos los que sufren.
Que cada grano de mindfulness sea un instrumento de
paz y amor para el beneficio y el bienestar de todos.

Índice

Agradecimientos 11
Introducción.. 13

1.ª PARTE - CONSEJOS DE MINDFULNESS ESENCIALES PARA LOS TERAPEUTAS 21
Consejo 1. Ampliar el vocabulario del mindfulness.................. 23
Consejo 2. Hacer que el mindfulness sea efectivo 29
Consejo 3. Aprovechar el estilo de aprendizaje del cliente.......... 35
Consejo 4. Integrar las neurociencias................................ 39
Consejo 5. Fortalecer la intención y la atención..................... 43
Consejo 6. Trabajar con un cliente con ansiedad...................... 51
Consejo 7. Trabajar con un cliente con depresión..................... 55
Consejo 8. Trabajar con el estrés y el agotamiento 59
Consejo 9. Trabajar con niños y adolescentes 63
Consejo 10. Trabajar con el dolor 65

2.ª PARTE - HERRAMIENTAS DE MINDFULNESS PARA LA ANSIEDAD 69
Herramienta 11. El poder de la respiración 71
Herramienta 12. Conectar con el momento presente.................... 79
Herramienta 13. Surfear en tierra (caminar consciente)............. 83
Herramienta 14. Dos maneras de realizar las tareas
(o cómo saborear el momento)... 89
Herramienta 15. Contemplar el firmamento y la naturaleza....... 95
Herramienta 16. RETEEVO: enraizarse 99
Herramienta 17. Percibir y puntuar la ansiedad del cuerpo........ 109
Herramienta 18. Visualizar la calma................................. 115
Herramienta 19. Liberarse de la trampa del mono 121
Herramienta 20. Superar el perfeccionismo: la regla
del 70%, o por qué el 7 es el nuevo 10............................... 127

3.ª PARTE - HERRAMIENTAS DE MINDFULNESS PARA LA DEPRESIÓN 133
Herramienta 21. Compartir la gratitud 135
Herramienta 22. La técnica GALA 141
Herramienta 23. Algo agradable aquí y ahora 147
Herramienta 24. Cambiar el canal (de tu historia) 151
Herramienta 25. Mis cosas favoritas 157
Herramienta 26. Saborear el éxito: pasado, presente y futuro 163
Herramienta 27. Identificar las cualidades y diario
de las cualidades 173
Herramienta 28. Prepararse para el tiempo atmosférico 179
Herramienta 29. Sintonizar con la música 185
Herramienta 30. Activarse mediante el ensayo mental 189

4.ª PARTE - HERRAMIENTAS DE MINDFULNESS PARA EL ESTRÉS 195
Herramienta 31. La ligereza de la risa 197
Herramienta 32. El «nosotros» cura 203
Herramienta 33. Eliminar el estrés 209
Herramienta 34. Reducir el ruido mediante la naturaleza 215
Herramienta 35. Hacer una pausa ante el estrés 221
Herramienta 36. Respirar para eliminar las toxinas del estrés 225
Herramienta 37. Visualizar las manos cálidas 229
Herramienta 38. Compartir una historia inspiradora
y esperanzadora 235
Herramienta 39. Ser el guijarro 241
Herramienta 40. Ser un evasor inteligente del estrés 247

5.ª PARTE - HERRAMIENTAS DE MINDFULNESS PARA EL DOLOR 253
Herramienta 41. Surfear el cuerpo (escáner corporal) 255
Herramienta 42. La actitud de aceptación 263
Herramienta 43. La meditación del oso 269
Herramienta 44. Apartar la atención 273
Herramienta 45. Descentralizar el dolor 279
Herramienta 46. Dejar atrás el capullo protector del dolor 287
Herramienta 47. Lecciones de la naturaleza 293
Herramienta 48. Afirmación de bondad amorosa 299
Herramienta 49. Sanar con música 307
Herramienta 50. En paz con el dolor 313

Bibliografía - Recursos 319
Sobre el autor 325

Agradecimientos

M i más profunda gratitud se extiende a todos aquellos que se han dedicado a compartir con otros las enseñanzas de paz y mindfulness. Quiero dar las gracias a mi ya fallecido maestro, el venerable U. Sîlânanda; a Ashin Thitzana, U. Thondara y los monjes y la comunidad del monasterio budista de Burma; a Randy Fitzgerald, Greg Crosby, Paul Harrison, el lama Surya Das y Jeff Schwartz, amigos de viaje en el sendero del mindfulness, los cuales me ofrecieron sus útiles ideas y reflexiones, y a Linda Jackson, editora de PESI Publishing & Media, por aportar un entusiasmo alegre y un espíritu colaborador a este proyecto. Estoy también muy agradecido a muchas otras personas del PESI/CMI que ayudaron a preparar el camino para este proyecto al ofrecerme la posibilidad de enseñar mindfulness por todo el país: Marnie Sullivan, Anna Fisher, Mike Olson, Shannon Becker, Geri Steinke y otros; también al creativo equipo de diseño PPM y a la editora Marietta Whittlesey.

Finalmente, este libro no habría sido posible sin multitud de amigos, asociados, colegas, clientes, participantes en talleres y otros, que me ayudaron a investigar sobre el mindfulness, a practicarlo y a profundizar en ello cada día. Tengo una deuda especial con mi madre, Barbara, por su amabilidad y su amor, y a toda mi familia por las inapreciables lecciones de mindfulness que obtuve ¡totalmente gratuitas!

Introducción

Dadas la tecnología y la medicina actual, no creo que nadie eligiera cambiar su lugar con nuestros antepasados. Y, sin embargo, las estadísticas referentes al porcentaje de quienes luchan con la ansiedad y la depresión clínicamente diagnosticables son verdaderamente asombrosas. Añadamos a eso el número de individuos que padecen problemas físicos y emocionales relacionados con el estrés, un número que la Asociación Psicológica Estadounidense cifra en casi siete de cada diez personas. Hay también aquellos que están desesperados y no pueden hallar una paz duradera a causa de sus afecciones dolorosas, sean crónicas o temporales.

¿Por qué esta pandemia de sufrimiento es tan omnipresente? El maestro y autor J. Krishnamurti advirtió en una ocasión: «No constituye un criterio de salud el hecho de estar bien adaptado a una sociedad profundamente enferma». En lugar de centrarnos en los síntomas —los signos visibles del malestar y la enfermedad—, quizás merezca la pena el esfuerzo de investigar las causas raíces de la desregulación y el desequilibrio emocional. Intentar establecer solo los síntomas es como pintar una pared del salón con manchas de humedad sin buscar la verdadera causa de la filtración. La pintura puede parecer bonita y cubrir el problema durante un tiempo, pero la mancha reaparecerá en algún momento y dañará todavía más la infraestructura del edificio.

Como seres sociales y holísticos con cien mil millones de neuronas en nuestro cerebro, somos demasiado complejos para conformarnos con respuestas simplistas. Necesitamos mirar más profundamente, y podemos intentarlo teniendo en cuenta todo el entorno con el que interactuamos. Aquí es donde el *mindfulness* entra en escena. El mindfulness es un enfoque que se caracteriza por hacer frente a esas cuestiones y situaciones difíciles que llegan a nuestra puerta cada día. En lugar de protegernos de las verdades incómodas, el mindfulness nos pellizca, amable pero firmemente, recordándonos que despertemos al modo como las cosas son, lo cual constituye un punto de vista desde el que cultivar el cambio. Es más, la experiencia del mindfulness cubre toda la gama que va desde lo micro hasta lo macro, desde centrarse en los sentidos hasta una conciencia expansiva, transpersonal.

El tema central que recorre toda esta obra es: solo puedes cambiar aquello de lo que antes eres consciente. El mindfulness empodera a quienes lo practican porque ofrece libertad de elección. Puede transformar de manera espectacular el modo como experimentamos los factores estresantes diarios que nos afectan: el caos, la confusión, la pérdida, la rabia, la pena y el miedo, a los que todo ser humano tiene que hacer frente. En el que es probablemente uno de los períodos de transición más agudos de la historia, el mindfulness es un chaleco salvavidas hecho de resiliencia que nos mantiene a flote y abre la puerta a los ungüentos curativos de la aceptación y la compasión. Especialmente, nos proporciona un mayor equilibrio tanto en relación con el estresante mundo externo como en el ámbito de nuestra experiencia interna de la mente, el cuerpo y los pensamientos. El mindfulness es una medicina potente, científicamente probada, para liberarnos de los atolladeros emocionales y los hábitos irracionales, para vivir con una conciencia plena y una mayor libertad.

POR QUÉ LA CAJA DE HERRAMIENTAS DE MINDFULNESS

La idea y la visión que hay detrás de *50 técnicas de mindfulness para la ansiedad, la depresión, el estrés y el dolor* es ofrecer a los terapeutas una serie completa de ayudas y herramientas que sean muy prácticas y efectivas –algo que no se halla en ninguna otra fuente, que sepamos– para ayudar a los clientes a manejar una amplia gama de problemas. Si necesitas ayudas y herramientas eficaces para el dolor, el estrés, la ansiedad o la depresión, puedes hallarlas en este libro. Este enfoque integra también lo último en investigación del cerebro, hallazgos que son muy compatibles con el mindfulness. La neurociencia ha demostrado que allí donde situemos nuestra atención, el modo en que lo hagamos, los pensamientos que tengamos e incluso cómo observemos nuestra respiración son elementos que pueden cambiar la estructura física del cerebro, así como modificar cientos de procesos biológicos en el cuerpo.

La conciencia *mindful* invita a un tipo muy diferente de conciencia, una conciencia que modifica espectacularmente nuestra experiencia de esa depresión, ese pensamiento ansioso, esa sensación de dolor o ese suceso estresante. Esta nueva experiencia rompe viejas actitudes mentales y mecanismos de afrontamiento disfuncionales, y también reconfigura los senderos neuronales del cerebro. A veces, esto posibilita todo un nuevo significado o una nueva comprensión acerca de nuestras dificultades. Otras veces, estimula el desarrollo de la sabiduría personal a través de la cual toma cuerpo una perspectiva de mayor aceptación, menos autocrítica y más abierta.

Si bien este libro se basa en muchos conceptos centrales del mindfulness, los documentos y las prácticas no quieren ser un entrenamiento paso a paso. Se trata más bien de intervenciones dirigidas que ponen en juego prácticas básicas de mindfulness como la conciencia de la respiración, la conciencia de los pensamientos y la conciencia del movimiento corporal. Ni siquiera es necesario presentar estos conceptos como herramientas o prácticas de «mindfulness». Como se analiza en el consejo 1, «Ampliar tu vocabulario del mindfulness», siempre es una buena idea adaptar tu descripción del mindfulness del modo que resulte más comprensible para tus clientes.

Cuando guíes a tus clientes a través del material de este libro, algunos expresarán el deseo de aprender más sobre mindfulness o querrán convertirse en un estudiante serio de esta disciplina. (Esto no es poco frecuente, porque practicar mindfulness es como comer una patata frita: te gusta tanto que no puedes parar después de haberla probado). Para quienes están interesados, hay muchas maneras de guiarlos hacia una práctica más sistemática de mindfulness. Existen muchas formaciones presenciales en centros de mindfulness en algunos barrios o en centros de retiros, muchos de los cuales pueden hallarse en Internet. Hay también cursos instructivos, como mi propio manual, *Un curso de mindfulness*, un libro de ejercicios personalizado que incluye meditaciones guiadas en audio.

Además de sintonizar con los delicados ritmos de la propia mente y el propio cuerpo, hay todavía otro beneficio importante que ofrece este sendero constante, tranquilo, de cada vez mayor presencia y despertar. Estas prácticas inevitablemente hacen que los clientes salgan de sí mismos y se acerquen a la verdad de la interconexión entre todas las cosas vivientes. El mindfulness enciende lo que me gusta llamar la conciencia *nosotros-tú*. Esto es parecido a lo que Martin Buber llamó la relación *yo-tú*, o lo que el monje budista y autor Thich Nhat Hanh denomina nuestro estado de *interser*. Este paso del yo al nosotros es más que un cambio importante de perspectiva. Es un cambio de paradigma hacia la conciencia transpersonal.

¿Qué significa esto? Cultivando la conciencia *nosotros-tú*, los individuos pueden liberarse de la visión egocéntrica de la vida, a menudo limitada y distorsionada, que los aprisiona. Desde la perspectiva egocéntrica, los otros son vistos como objetos separados y aislados que han de desplazarse y manipularse como piezas de ajedrez para la propia seguridad y sobrevivir en un mundo peligroso. Defender esta visión lleva al aislamiento, el dolor y el sufrimiento, porque provoca miedo y desconfianza. Por el contrario, la perspectiva *nosotros-tú* fomenta las relaciones sostenibles, duraderas y amorosas con los otros, así como con todos los seres vivos y la Madre

Tierra que nos sostiene a todos nosotros. Promueve un punto de vista compasivo y la comprensión de que todas las personas han sufrido de un modo u otro.

Al fin y al cabo, ¿acaso no todos los humanos –ciertamente, todos los seres vivos– quieren sentirse seguros, sanos y en paz? En resumen, el mindfulness beneficia y empodera a los clientes proporcionándoles las habilidades necesarias para obtener una comprensión, una aceptación y un sentido de la compasión hacia sí mismos y hacia la situación más amplios.

CÓMO UTILIZAR ESTE LIBRO Y SUS CUATRO CARACTERÍSTICAS PRINCIPALES

No hay un único modo de utilizar este libro. Si tienes clientes con problemas particulares, es sencillo remitirse al índice para hallar la parte que te interese: «Herramientas de mindfulness para la ansiedad», «Herramientas de mindfulness para la depresión», «Herramientas de mindfulness para el estrés» o «Herramientas de mindfulness para el dolor». Allí encontrarás descripciones breves de las intervenciones. Ahora bien, en primer lugar será útil comprender las cuatro características únicas de este libro y los documentos que contiene.

La primera de estas características únicas es la primera parte, **«Consejos de mindfulness esenciales para terapeutas».** Comienza repasando esta parte introductoria, aunque exista una intervención específica de mindfulness que quieras utilizar con un cliente. Esta parte proporciona consejos e ideas generales que pueden hacer que tu tratamiento sea más efectivo. Establece los preliminares para aumentar tu propia comprensión del mindfulness, así como para ayudar a los clientes a ver los beneficios. La primera parte también presenta varios documentos para los clientes. Por otro lado, cada capítulo, o «herramienta», contiene sus propios consejos para trabajar con los clientes, que se dirigen a temas específicamente relacionados con esa intervención.

La segunda característica única es la **integración de los estilos de aprendizaje**. Al comprender el estilo de aprendizaje de un cliente puedes captar cómo «obtiene» o aprende de la manera más rápida la nueva información. Hay nueve estilos de aprendizaje diferentes que se explican en el consejo 3, «Aprovechar el estilo de aprendizaje del cliente». Puede ser útil familiarizarse con ellos. Si un cliente posee un estilo de aprendizaje visual especialmente fuerte, por ejemplo, puedes decidir empezar con una práctica de mindfulness orientada visualmente, antes que con una que se centre en el oído o en el cuerpo. Lo primero que verás al comienzo de cada capítulo, o herramienta, es una lista de estilos de aprendizaje que encajan con esa herramienta. Una ojeada rápida a esta lista te ahorrará tiempo para identificar de manera más adecuada la práctica que mejor funcione para ese cliente, y él se sentirá más comprendido.

La tercera característica única de esta guía es que varias de las ayudas, a través de documentos, están escritas como **guiones legibles** que se pueden utilizar como meditaciones guiadas durante una sesión de terapia. De este modo, puedes guiar directamente a los clientes a través de la práctica por primera vez. También tienes la opción de grabarlo para los clientes que consideren útil disponer de un audio en cualquier momento.

La cuarta característica especial es que las **herramientas que se relacionan estrechamente gozan de referencias cruzadas** y pueden agruparse. Por ejemplo, hay muchas maneras diferentes de descender al cuerpo como práctica centrada en los sentidos (a veces el énfasis puede estar en el dolor; otras veces puede estar en la ansiedad o en la depresión). Si bien cada una tiene un foco ligeramente distinto, las prácticas complementarias pueden agruparse para los clientes. Para encontrar rápidamente qué prácticas pueden emplearse conjuntamente, basta con consultar los apartados «Consejos para trabajar con los clientes». Estas referencias cruzadas proporcionan a los clientes un amplio abanico de conceptos con los que trabajar y les permiten profundizar en su comprensión de un tema o práctica en particular.

Además de las características ya mencionadas, *50 técnicas de mindfulness para la ansiedad, la depresión, el estrés y el dolor* contiene áreas pensadas para escribir como «Reflexiones». Esto ofrece a los clientes el lugar perfecto para escribir y procesar sus experiencias. Se incluyen muchas preguntas y deberes para la práctica diaria, que pueden utilizarse fácilmente para ayudar a los clientes a comprobar su progreso y a utilizar las habilidades con una base más consistente. Las cuatro características especiales de este libro te darán una hoja de ruta y métodos concretos para trabajar con los clientes al mismo tiempo que se utilizan las habilidades del mindfulness, que pueden usarse una y otra vez.

Espero que este libro contribuya a aportar más bienestar y equilibrio a las vidas de aquellos con quienes trabajas. Que puedas continuar el viaje de reducir el sufrimiento y cambiar las vidas para mejor.

CONSEJOS DE MINDFULNESS ESENCIALES PARA LOS TERAPEUTAS

Ampliar el vocabulario del mindfulness

PENSAMIENTOS PARA TERAPEUTAS

¿Alguna vez has mencionado la palabra *meditación* o *mindful* a un cliente y te has encontrado con una expresión de pánico o una respuesta negativa?

Hay mucha gente que se beneficiaría de una práctica de mindfulness para reducir el dolor, la ansiedad, la depresión o el estrés. Sin embargo, a veces un individuo puede tener una historia personal o una formación religiosa que actúe como un filtro negativo que le impide abrirse a tales prácticas. Cuando sucede esto, viene bien estar preparado con un vocabulario de mindfulness más amplio y extenso –uno que no dependa de palabras como *mindfulness* o *meditación*–.

Al ampliar tu vocabulario del mindfulness, puedes hallar un modo más creativo y original de entrar en el mundo de un cliente. A veces puedes usar un sustituto de *mindfulness* o *meditación*, como *estar alerta*; otras veces puedes utilizar otra expresión más genérica, como *prestar atención* u *observar sin juzgar*. Lo que sigue son algunas ideas para ampliar tu vocabulario. Utilízalas o deja que te sirvan como trampolines para incrementar tu propia terminología mindfulness.

EL MINDFULNESS EN EL VOCABULARIO TRADICIONAL

Históricamente, la palabra del antiguo sánscrito *sati* se utilizaba para definir la capacidad de observar las cosas de una manera que podríamos llamar conciencia desnuda, que quiere decir percatarse de las cosas tal como son, sin añadir ni quitar nada. Esto significa observar los pensamientos, las sensaciones corporales y las emociones de una manera imparcial y neutral. Potencialmente, todas nuestras experiencias pueden verse de este modo. Esto puede considerarse un modo seguro de distanciarse de la negatividad o de un sesgo personal. Aprender a observar las cosas de esta manera más objetiva lleva mucho tiempo, práctica y paciencia, desde luego.

LAS DEFINICIONES MODERNAS DE MINDFULNESS

Así pues, ¿cómo podemos empezar a aplicar esta idea más tradicional al mundo moderno y conectar con nuestros clientes? A continuación muestro varios modos de describir el mindfulness utilizando conceptos que están más cerca de nuestro lenguaje y nuestra sensibilidad actuales:

* Abrirse al instante presente.
* Percatarse de la verdad del cambio.
* Una sincera aceptación de este momento.
* Vivir en *lo que es* a diferencia de vivir en el ¿qué pasaría si...?
* Liberarse del hábito y la reactividad.
* Aceptar y dejar ir.
* Centrarse en el momento.
* Cambiar el canal de la propia historia personal.
* Conciencia amorosa.

- Sintonizar.
- Conciencia de la respiración de instante en instante.
- Detente, mira y escucha.
- Conciencia no dual.
- Desconectar.
- Encontrar el centro.
- Actitud de oración plena.
- Abandonar la mente ajetreada yendo al cuerpo.
- Conciencia que no toma partido.
- Hospitalidad interior.
- Cultivar una conciencia neutral, desapegada.

HALLAR UN VOCABULARIO MÁS AMPLIO PARA EL MINDFULNESS

Para dirigir talleres de mindfulness, viajo por todo Estados Unidos y siempre he disfrutado el proceso que tiene lugar cuando los terapeutas se reúnen en pequeños grupos para hacer una «tormenta de ideas» y hallar otras palabras o frases que puedan utilizarse para ayudar a los clientes a que entiendan el mindfulness. Puede percibirse que algunas frases o palabras funcionarán mejor para una cierta población —como los niños, quienes padecen dolor, los que tienen adicción a alguna sustancia, etc.—, mientras que muchas otras funcionarán para la gente en general.

Algunas de las ideas incluidas aquí son expresiones que se usan en los deportes (estar en el área, meterte de lleno en el juego) o se refieren al uso que hacemos de la tecnología (darle al botón de pausa, cambiar de canal). Se trata de ayudas que pueden venir bien para que los pacientes identifiquen la palabra o frase que mejor funcione para ellos. Cada uno tiene una sensibilidad y un estilo de aprendizaje diferente que lo ayudará a encontrar la expresión, la imagen o la metáfora adecuada. Diviértete trabajando con tus clientes mientras exploran opciones que podéis utilizar y adaptar juntos.

CONCLUSIONES

Tener el vocabulario de mindfulness adecuado, que encaje con el cliente, puede crear un puente y construir la relación terapéutica. Es un proceso creativo, y el cliente puede emplear o no las palabras exactas del documento. Por ejemplo, en la película *Entre el amor y el juego*, el protagonista (un lanzador de béisbol interpretado por Kevin Costner) utiliza una práctica de mindfulness que consiste en limpiar el mecanismo para impedir todas las distracciones, concentrarse totalmente y prepararse para lanzar.

El documento siguiente es un punto de partida desde el que ampliar y explorar el mindfulness. Ten presente también que la imagen visual –como un color suave–, igual que el movimiento o los gestos físicos, puede ser otro modo de acceder al mindfulness. Además, las palabras que alguien utiliza pueden ser una clave para saber qué prácticas de mindfulness hallará más útiles.

Documento: ESTAR EN EL MOMENTO PRESENTE

Instrucciones: Hay muchas palabras que se pueden utilizar cuando se piensa en estar en el momento presente. Este documento a modo de ayuda contiene muchos vocablos y frases diferentes para describir cómo pensar sobre dejar atrás el estrés, la ansiedad y los pensamientos negativos.

Mira esta lista y encuentra las palabras o frases que conecten contigo. O también puedes proponer las que te ayuden a conectar con la calma y el estado de presencia. Utiliza esta lista como punto de partida. Haz un círculo en las palabras o frases que más te gusten.

- Relajarse
- Estar en el área
- Entrar en el juego
- Mantenerse conectado

- Presionar el botón de pausa
- Paciencia
- En el ojo del huracán

- Paz, calma y tranquilidad
- Claridad
- Respirar
- Testigo/espectador imparcial
- Cambiar de canal
- Volver a tus sentidos
- Atención concentrada
- Estar aquí y ahora
- Surfear el momento
- El momento presente
- Fluir
- Hacerte amigo de tu mente
- Conciencia que no juzga
- Mirar y observar
- No culpar; apertura
- Curiosidad; ser curioso
- Aceptación de este momento
- Pintar el océano o un río
- Crear espacio (a partir de la negatividad)
- Cambiar tu relación con los pensamientos y los sentimientos
- Poner la marcha correcta para un tiempo tormentoso

Reflexiones: Si tienes otras palabras o frases que no estén en la lista, escríbelas aquí:

....

....

....

¿Cuál es un ejemplo de buen momento y buen lugar para poner tu palabra o frase favorita en práctica?

....

....

....

¿Cuál consideras el reto más grande al que tendrás que hacer frente cuando intentes utilizar tu palabra o tu frase para estar en el instante presente?

....

....

....

Hacer que el mindfulness sea efectivo

PENSAMIENTOS PARA LOS TERAPEUTAS

E s muy frecuente cuando se está aprendiendo mindfulness que pase por nuestra cabeza un comentario de disgusto, consistente en pensamientos como «no lo estoy haciendo bien», «nunca lo haré perfectamente» o «soy un fracaso, porque no puedo parar mis pensamientos, así que debería abandonar». Hasta los practicantes más avanzados de meditación y mindfulness –y puede que tú seas uno de ellos– saben cómo tales pensamientos autocríticos pueden frustrar una práctica de mindfulness.

La clave aquí es hacer saber a los clientes que no tienen que ser perfectos con estas prácticas. Como ocurre con cualquier habilidad, se requiere tiempo y paciencia para aprender bien el mindfulness. Abordando directamente este tema, puedes normalizar las dificultades a las que se enfrenta alguien que está aprendiendo a observar la respiración, el cuerpo o la mente con atención concentrada. Mark Twain se refirió a esta dificultad cuando dijo: «Es fácil dejar de fumar. Lo sé porque lo he hecho miles de veces».

Podría decirse lo mismo del mindfulness: «Es fácil acordarse de practicar mindfulness. Lo sé porque me lo he recordado miles de veces».

HAZLES A TUS CLIENTES «LA PREGUNTA DE LOS TRES MINUTOS»

Un modo de reformular una práctica de mindfulness es situarla en el contexto del cuidado cotidiano. Esto incluye hacer a los clientes lo que llamo «La pregunta de los tres minutos». Esta pregunta puede plantearse así:

A lo largo del día, pasas varios minutos cuidando tu cuerpo físico y ocupándote de su higiene. Esto incluye cosas como ducharte, cepillarte los dientes, incluso vestirte por la mañana. Pero ¿qué te parece dedicar unos cuantos minutos a tu higiene mental? ¿El cuidado de tu mente no merece que le dediques una práctica de higiene mindfulness diaria de tres minutos? Este es más o menos el mismo tiempo que puedes gastar cepillándote los dientes. Así que pregúntate: «¿Me merezco tres minutos al día?».

CONSEJOS PARA TRABAJAR CON LOS CLIENTES

Después de enseñar a los clientes una práctica de mindfulness, utiliza la historia que muestro en el siguiente documento para ilustrar que «no hay que ser perfecto» cuando se trata del mindfulness. También puedes establecer los beneficios de una práctica de mindfulness para los clientes del modo siguiente:

- El mindfulness aumenta la flexibilidad y la adaptabilidad. Si un individuo se ha sentido atascado y frustrado por viejos hábitos, las habilidades del mindfulness promueven métodos para volver a entrenar su cerebro con el fin de apagar el piloto automático. Dicho de otro modo, el mindfulness enseña cómo frenar y reducir la velocidad antes de actuar impulsivamente.

- El mindfulness cultiva la curiosidad y el sentirse a gusto. Ayuda a explorar el viaje y el proceso, a diferencia del estar excesivamente centrado y preocupado por el resultado.
- El mindfulness cambia la relación que uno tiene con los pensamientos autocríticos y autoculpabilizadores, y promueve así una mayor paciencia, amabilidad, aceptación y acogida hacia uno mismo y los demás. Las habilidades y las herramientas del mindfulness también ayudan a superar el pensamiento dualista del «todo o nada».
- El mindfulness estimula una mayor realización en la vida cotidiana por medio de centrarse más en el momento presente y reducir el parloteo mental y los pensamientos negativos, así como la ansiedad respecto al futuro.

Documento: UNA HISTORIA.
PRACTICAR MINDFULNESS DE MANERA AMABLE

En una ocasión, un instituto de mindfulness puso un anuncio en un diario y en varias páginas de medios de comunicación sociales. El breve anuncio decía así:

Iluminación en un día. Garantizado. Llama al 555-Mindful

Una mujer leyó el anuncio y se entusiasmó. Había estado muy estresada a lo largo de muchos días, debido a un nuevo trabajo e incluso por temas de salud. Llamó para obtener la dirección y a la mañana siguiente fue al instituto y vio a uno de los instructores.
—He visto su anuncio. ¿Qué quiere decir *iluminación*? —preguntó.
—Claridad mental —dijo el instructor—. También una sensación de paz y de calma interior, incluso en medio de las dificultades de la vida. Todo lo que tienes que hacer para conseguir esta meta es seguir tu respiración constantemente, la inspiración, la pausa y la espiración, sin ninguna distracción durante las próximas siete horas.

La mujer miró su reloj de pulsera, sonrió y dijo:

–¡Fabuloso: tendré mi iluminación a la hora de cenar, más o menos! Matricúlame.

Se le dio un cojín para sentarse y empezó. La primera inspiración fue fantástica, y estuvo presente todo el tiempo. Pero, justo después, sonó una sirena en el exterior. El sentido del oído de la mujer se aferró a la sirena y la llevó a su mente, donde comenzó a tejer una historia: «Eso suena muy fuerte. ¿No saben que estamos intentando obtener nuestra iluminación aquí?».

Inmediatamente se dio cuenta de que se había olvidado de la respiración. Así que empezó de nuevo; percibió toda la inspiración y luego estuvo presente en la pausa. Estaba justo comenzando la espiración cuando empezó a oír el zumbido de una mosca. Abrió los ojos y su sentido de la vista se aferró la mosca y la llevó a su mente. Una vez más, la mente comenzó a tejer una historia sofisticada: «Me pregunto si vamos a comer ya, porque tener moscas no es una buena idea. Quizás alguien dejó la ventana abierta. ¿Con quién debería hablar?». Finalmente, se acordó de su respiración, y empezó otra vez... y otra... y otra. ¡La historia sigue diciendo que diez años después seguía allí intentando conseguir sus siete horas consecutivas de conciencia de la respiración!

Por eso es más adecuado llamar remindfulness al mindfulness. Está muy bien recordar que se tiene que volver a ser consciente de la mente, el cuerpo y el entorno una y otra vez. Recuerda que no hay que ser perfecto con el mindfulness. Tampoco tienes que parar tus pensamientos. Basta con observarlos. *De hecho, cuando se trata de aprender mindfulness, hacerlo «bastante bien» siempre es hacerlo suficientemente bien.* Dado que el mindfulness es remindfulness, nunca puede hablarse de fracaso. Por eso es un modo de invitar y practicar la amabilidad hacia uno mismo.

Reflexiones: Si tienes pensamientos críticos o que te distraen durante tu práctica de mindfulness, limítate a observarlos y sonríe internamente, ¡sabiendo que por el hecho de observar los pensamientos estás ya realmente haciendo la práctica! Así pues, sencillamente piensa en las palabras *bastante bien* para soltar tus pensamientos y volver a tu práctica. Escribe tus experiencias en el espacio que hay a continuación.

Aprovechar el estilo de aprendizaje del cliente

PENSAMIENTOS PARA LOS TERAPEUTAS

Al comienzo de cada capítulo encontrarás una lista de estilos de aprendizaje que encajan bien con la práctica o la intervención de mindfulness expuesta en ese capítulo. Esto es importante, porque el mindfulness es una habilidad que resulta más fácil de asimilar cuando está diseñada para adaptarse al modo particular de aprender de una persona en concreto. Es útil reconocer que no toda habilidad de mindfulness funcionará igualmente bien para todos. Por ejemplo, un individuo orientado de manera muy verbal y lingüística sintonizará más con prácticas de mindfulness que se relacionen con palabras, pensamientos o narraciones. Del mismo modo, alguien que sobresalga en el aprendizaje táctil y espacial probablemente hallará que el caminar atentamente, el yoga consciente u otra práctica relacionada con el movimiento le atrae más.

Los métodos de mindfulness para la reflexión y el desarrollo de la atención concentrada, la apertura y la aceptación se expresan en un arcoíris de formas y variedades. Estas incluyen el sonido y el canto, la danza y el movimiento, la lectura, el mindfulness, la meditación, el diálogo y la oración, por mencionar unas pocas. Observa el amplio abanico de estilos de aprendizaje que incorporan. Afortunadamente, hay nueve estilos diferentes de aprendizaje para ayudar a casi todo el mundo a encontrar una práctica de mindfulness con la que puedan conectar y utilizar de manera eficaz. Y, en muchos casos, una intervención mindfulness resultará apropiada para más de un estilo de aprendizaje.

CONSEJOS PARA UTILIZAR EL ESTILO DE APRENDIZAJE DE LOS CLIENTES

A menudo, tus clientes te harán saber si se sienten atraídos por una práctica concreta. Si no estás seguro del estilo de aprendizaje de uno o quieres investigar los estilos de aprendizaje con ellos, los recursos siguientes pueden ser útiles:

- El libro *7 Kinds of Smart: Identifying and Developing Your Multiple Intelligences* [7 clases de inteligencia: identificar y desarrollar tus inteligencias múltiples], de Thomas Armstrong, es un buen lugar por donde comenzar.

  → Este libro incluye evaluaciones que pueden contestarse en la sesión, individualmente o en grupos, para ayudar a identificar estilos de aprendizaje.
  → Contiene también «dos clases nuevas de inteligencia», hasta un total de nueve estilos de aprendizaje en conjunto.
  → Estos estilos de aprendizaje se basan en el concepto de inteligencias múltiples que fueron investigadas por el psicólogo Howard Gardner.

- Otro recurso es mi propio libro *The Joy Compass* [La brújula de la alegría], que dedica todo un capítulo a establecer las correspondencias entre el mindfulness y prácticas contemplativas con los distintos estilos de aprendizaje.

He aquí una lista de las nueve inteligencias o estilos de aprendizaje:

1. Verbal-lingüística
2. Visual-espacial
3. Musical-sónica
4. Cinestésica-corporal-táctil
5. Matemática-científica-lógica
6. Social-interpersonal
7. Reflexiva-intrapersonal
8. Naturalista (relacionada con el mundo natural)
9. Existencial-búsqueda de significado

CONCLUSIONES

Integrar los estilos de aprendizaje es también una manera potente de entrar en el cerebro de alguien y aumentar del modo más fácil las conexiones neuronales. Una forma sencilla de captar rápidamente los estilos de aprendizaje es observar con qué actividades o aficiones disfruta un individuo, con cuáles se apasiona. Eso es algo que puede averiguarse fácilmente durante la sesión inicial.

Recuerda también que al pedirle a alguien que practique mindfulness le estás pidiendo que aprenda modos nuevos de hacer asociaciones —con sus pensamientos, sus emociones y el mundo externo—. Piensa en utilizar una valoración del estilo de aprendizaje como el mencionado antes y que se utiliza en *7 Kinds of Smart* si los clientes tienen problemas para mantener una práctica de mindfulness.

Integrar las neurociencias

PENSAMIENTOS PARA LOS TERAPEUTAS

Quizás uno de los mensajes que más nos empoderan de la neurociencia del siglo XXI es que nuestros propios pensamientos y el lugar donde situamos nuestra atención cambian la estructura física del cerebro. La idea de que sería posible cambiar el cerebro *desde dentro* se creía que no era más que una fantasía hasta hace tan solo unos años. Y lo que es más importante, la significación de la neuroplasticidad autodirigida (término acuñado por el psiquiatra Jeffrey Schwartz) es que ofrece esperanza para todo aquel que se sienta estancado. Fundamentalmente, la neuroplasticidad autodirigida quiere decir que el poder de cambiar viejos comportamientos y reconfigurar el cerebro es posible mediante la concentración de la intención y la atención.

Como escribe Pema Chödrön en *Comfortable with Uncertainty* [Cómodo con la incertidumbre]: «Puede que seas la persona más deprimida del mundo, la persona más adicta del mundo, la persona más celosa del mundo. Puede que creas que no hay nadie en el planeta que se odie tanto como lo haces tú. Todo este es un buen lugar para comenzar. Justo donde estás, ese es el lugar desde donde comenzar». Pero ¿cómo es posible este tipo de cambio tan profundo?

La obra de Jeffrey Schwartz, especialista en el trastorno obsesivo-compulsivo (TOC), ha demostrado que un método de mindfulness en cuatro partes puede reconfigurar el circuito erróneo del TOC en el cerebro. Naturalmente, esta capacidad de reconfigurar el cerebro se ha mostrado eficaz para problemas tales como los pensamientos depresivos, el parloteo mental excesivo, la ansiedad y el dolor.

UNA METÁFORA ROCOSA PARA ILUSTRAR CÓMO EL CEREBRO SE CONFIGURA Y RECONFIGURA

Una metáfora útil para la neuroplasticidad, que puede compartirse con los clientes, es la de una colina cubierta de rocas. (Esto es algo que puede dibujarse fácilmente en una pizarra para aquellos cuyo tipo de aprendizaje primordial es el visual). Imagina una montaña escarpada llena de hierbas, rocas y superficies desiguales. Ahora visualiza qué impresión daría empujar una gran roca hacia abajo, hasta los pies de esta montaña. Costaría un gran esfuerzo empujarla por encima de las rocas que existen, o alrededor de ellas, y aplastando las hierbas que hay en el camino. Ahora, imagina que sigo empujando más rocas por el mismo camino una y otra vez. ¿Qué sucedería? La mayoría de los clientes ven la imagen y responden acertadamente que se formaría un surco, una ruta o un camino. Una vez que ese sendero está hecho, apenas cuesta energía empujar la roca siguiente para arrojarla por la montaña hacia abajo; basta con ponerla en el surco y rueda ella sola. Así se forman los hábitos.

A continuación, imagina que quiero empujar la roca hacia abajo en una nueva dirección. Dicho de otro modo, ¡quiero producir un cambio de hábito! Pero esta nueva área de la montaña es rocosa y con maleza, y cuesta un gran esfuerzo empujar la roca hasta abajo. Incluso si lo he logrado, el antiguo camino todavía se mantiene. No desaparece instantáneamente. Pues bien, en eso consiste el reto de reconfigurar el cerebro. Aunque realicemos progresos, el viejo sendero está todavía allí. Afortunadamente, si seguimos empujando la «roca», o manteniendo la nueva conducta, una y otra vez, finalmente se formará una nueva ruta o camino. Con el tiempo, si la vieja ruta no se utiliza, se cubrirá de hierbas nuevas y se llenará de obstrucciones. Ahora utilizaremos el nuevo camino, pero se necesita paciencia y constancia para desarrollarlo. Esta metáfora rocosa describe realmente cómo funciona la neuroplasticidad para que el cerebro pueda configurarse y reconfigurarse.

CONSEJOS PARA TRABAJAR CON LOS CLIENTES

- Tiene sentido comentar la neuroplasticidad con los clientes. Les proporciona una visión interior del cerebro y los ayuda a aprender que pueden cambiar las conductas mediante la intención, la atención y la repetición.
- Preséntales la práctica de la intención y la atención, tal como se expondrá con más detalle en el capítulo siguiente, el consejo 5, «Fortalecer la intención y la atención».
- Otro capítulo relacionado que quizás quieras repasar es la herramienta 11, «El poder de la respiración». Esta intervención explora cómo el estrés afecta al cerebro y cómo emplear el sistema de relajación del cuerpo.

Fortalecer la intención y la atención

PENSAMIENTOS PARA LOS TERAPEUTAS

En su libro *You Are Not Your Brain* [No eres tu cerebro], los autores Jeffrey Schwartz y Rebecca Gladding escriben: «Ayudar a los individuos a aumentar el pensamiento intencional y volitivo altera la configuración y los senderos físicos del cerebro». En términos de la neurociencia, la intención nos hace *prestar atención* a nuestra intención y a las metas que la rodean. Este proceso es lo que altera y reconfigura el sistema de circuitos cerebrales, que así cambian el modo como actuaremos en el futuro.

Para utilizar una metáfora automovilística, la intención actúa como el volante del coche que nos sitúa en la dirección en la que queremos ir. La intención mantiene nuestra atención en la carretera, por así decirlo, en lugar de que vayamos a la deriva de manera distraída, o algo peor. Si bien nuestra historia pasada, los traumas y las experiencias pueden empujarnos desde detrás, la intención nos sitúa en el asiento del conductor y nos atrae hacia delante, hacia donde queramos ir.

Trabajar con los clientes para formular propósitos los ayudará a conectar más firmemente –o en algunos casos reconectar– con lo que es más importante en sus vidas. Esto lleva la atención consciente a la cuestión de cómo quieren vivir y qué es lo más importante para ellos, lo cual incluye aspectos como la salud, el bienestar emocional, la paternidad, las relaciones y el desarrollo profesional. La intencionalidad es útil porque puede aplicarse a cualquier dominio o dimensión del vivir.

Vale la pena observar que las intenciones no siempre tienen que representar *el cuadro general*. Incluso la más pequeña de las acciones, desde dar un paso para masticar el próximo bocado, puede hacerse con intencionalidad, y así estar dotada de un alto sentido de propósito y de conciencia.

Establecer propósitos, sea para algo grande o pequeño, empodera por tres razones importantes. En primer lugar, permite que los clientes dirijan su propio camino y decidan cómo quieren hacer frente a las áreas difíciles de su vida. En segundo lugar, incluye el concepto de libre voluntad, lo cual significa que, como seres humanos, cada uno de nosotros podemos superar hábitos, condicionamientos, mecanismos de defensa insanos y conductas adictivas. En tercer lugar, la intencionalidad aporta conciencia atencional a los problemas y las situaciones que estén afectando al cliente ahora. Esto es fundamental, desde luego, porque para cambiar cualquier conducta, primero hay que ser consciente de ella.

LAS INTENCIONES SON DISTINTAS DE LOS OBJETIVOS

A menudo hay confusión en cuanto a la diferencia entre el establecimiento de objetivos y las intenciones, o la intencionalidad. La intención, como se utiliza aquí, es un plan maestro o una declaración de principios que presenta ideas amplias y habla de valores. Para volver a nuestra metáfora automovilística, una intención tiene que ver con la idea general de querer conducir de manera segura, compartiendo respetuosamente la carretera con los demás y siendo paciente y consciente cuando te hallas tras el volante. Observa que no incluye nada específico acerca de cómo realizar tu intención.

Por el contrario, proponerte objetivos tiene que ver con el modo de expresar tu intención de cambiar tu conducta y tu pensamiento. En el caso de conducir un coche, implicaría un plan de acción específico para ir del punto A al punto B. Por ejemplo, esto podría incluir cuestiones tales como mantenerte dentro del límite de velocidad, conocer de antemano las carreteras que has de tomar y cuándo girar, dejar espacio de manera cortés entre tu coche y otros vehículos, dejar que otros entren en tu carril y reducir las distracciones peligrosas por medio de no mirar los mensajes del móvil mientras conduces. Este tipo de establecimiento de propósitos o plan de acción puede seguirse para ver si las propias conductas son coherentes o incoherentes con una intención. Si son incoherentes, esto puede conducir a un mayor análisis, o a una revisión de la declaración de intenciones o a unas estrategias mejores y la preparación para aplicar el plan de acción y centrar la atención en él.

CONSEJOS PARA TRABAJAR CON LOS CLIENTES

- A menudo los objetivos se determinan pronto en el proceso de planificar el tratamiento, pero no siempre incluyen una declaración de intenciones. El siguiente documento aborda eso.

  → Utiliza el ejercicio siguiente para ayudar a que los clientes desarrollen una «declaración de misión» clara e intencionada para varias partes del gran cuadro de su vida, que tenga que ver con los temas a los que tienen que hacer frente.

- Una práctica o herramienta de mindfulness que funciona bien con el documento «Crear una declaración de intención personal» de este capítulo es la herramienta 32, «El "nosotros" cura».

Documento: CREAR UNA DECLARACIÓN DE INTENCIÓN PERSONAL

Instrucciones: Utiliza este documento de tres pasos para escribir una breve exposición relacionada con el área de tu vida que te gustaría mejorar o potenciar. ¿Has hecho esto antes alguna vez? Si no es así, bienvenido al club. Pocas personas piensan conscientemente en los valores que más les importan y cómo esto podría cambiar sus vidas. Lo hermoso de establecer una intención (o una declaración de principios personal) es que es exclusivamente tuya.

A continuación se ofrecen varios ejemplos de declaraciones en relación con distintas áreas de la vida. Una declaración de principios puede hacerse en un único párrafo (que contenga unas tres o cuatro afirmaciones). Como estás empezando, aquí tienes algunas orientaciones:

- ¡Tu declaración de principios no tiene que ser perfecta! De hecho, parte de esta tarea consiste en que la escribas una y otra vez y trabajes sobre ella. Las declaraciones personales llevan su tiempo de elaboración, así que ten paciencia contigo mismo y ten presente que, muy probablemente, la cambiarás en el futuro.
- Tu declaración de principios no incluirá objetivos específicos. Se trata de una declaración amplia que se relaciona con los valores que quieres llevar a cualquier área de tu vida. Los objetivos vienen más tarde.
- Piensa en compartir tu declaración con aquellos en quienes confías. Descubre si otros tienen declaraciones como estas. O puedes examinar la intencionalidad de alguien a quien admires; podría ser una figura histórica, un amigo o un miembro de tu familia.

Paso 1. Elige una de las siguientes ÁREAS DE LA VIDA para tu declaración personal de intención:

- Salud física
- Salud mental

Ejemplo: «Mi intención es encontrar equilibrio cada día para alimentar mi salud mental. Sacaré el tiempo necesario para observar y valorar las pequeñas cosas que ya están a mi favor. También me abriré a los recursos positivos y a los otros como modo de hallar esperanza y resiliencia».

- Paternidad
- Matrimonio/Relación

Ejemplo: «Mi intención es crear relaciones amorosas que manifiesten los valores del respeto, la cooperación, la amabilidad, la generosidad, la armonía y la calma. Me comprometo a aportar paciencia, sinceridad y transparencia a la relación».

- Amistad
- Finanzas
- Alegría diaria
- Carrera

Ejemplo: «Mi intención es aportar una actitud de profunda valoración y gratitud hacia mi trabajo. Intentaré que este sirva a otros de una manera útil y compasiva».

Paso 2. Utiliza la lista de *valores* que viene a continuación para identificar aquellos que te importan. Rodea con un círculo las palabras-valores que te importen y que te parezca adecuado incluir en tu declaración:

- Aceptación
- Actitud devota
- Agradecimiento
- Alegría
- Aliento
- Altruismo
- Amabilidad
- Amistad
- Amor

- Apertura
- Apoyo
- Aprecio
- Armonía
- Atención
- Autoaceptación
- Autocontrol
- Benevolencia
- Calma

- Compasión
- Comprensión
- Confianza
- Consideración
- Cooperación
- Cuidado
- Curiosidad
- Disponibilidad
- Empatía
- Esperanza
- Espiritualidad
- Expresión
- Fiabilidad
- Fidelidad
- Generosidad
- Gracia
- Gratitud
- Hospitalidad
- Humildad
- Humor
- Juicio/Imparcialidad
- Lealtad
- Nutrición
- Paciencia
- Participación
- Paz
- Persistencia
- Relaciones
- Respeto
- Sensibilidad
- Servicio
- Sinceridad
- Ternura
- Transigencia
- Transparencia

Si tienes otras palabras o frases que no se encuentran en esta lista, escríbelas aquí:

....

....

....

....

....

....

....

Paso 3. Empleando las palabras de valores elegidas, escribe aquí un primer borrador:

Mi declaración personal de intención respecto a (la familia, la carrera, etc.) es la siguiente:

....

....

....

Reflexiones:

1. ¿Cómo te sientes al tener una declaración personal de intención? ¿De qué manera tu compromiso con esta declaración podría ser positiva para ti o para los demás?

2. ¿En qué objetivos o acciones específicos que apoyarían tu intención puedes pensar? Escríbelos a continuación. ¡Asegúrate de que son objetivos pequeños y sencillos con los que empezar! Puedes hacer un seguimiento de tus objetivos para asegurarte de que estás apoyando tu intención lo mejor que puedas.

3. Piensa en la posibilidad de llevar tu declaración contigo escribiéndola en una ficha y mirándola varias veces al día. ¿Qué plan puedes desarrollar para ponerla en práctica?

Trabajar con un cliente con ansiedad

PENSAMIENTOS PARA LOS TERAPEUTAS

La ansiedad clínica es el estado de salud mental más frecuentemente diagnosticado en los Estados Unidos. Hay unos cuarenta millones de estadounidenses que luchan con un trastorno de ansiedad. Esto no resulta tan sorprendente teniendo en cuenta que hay también un estrés epidémico del siglo XXI al que la gente hace frente debido a una variedad de circunstancias, entre ellas la sobrecarga tecnológica, la presión del trabajo y de las fechas límite y un ritmo de vida cada vez más rápido.

El efecto acumulativo de estos y otros factores estresantes es el equivalente a caminar sobre una cuerda floja, siempre con miedo a caer y sin poder realmente bajar las defensas nunca. A menudo, los individuos que experimentan ansiedad puede ser que vivan en sus cabezas y estén desconectados o disociados del cuerpo. Solo por esta razón, hacer que un cliente respire conscientemente y esté presente en el cuerpo puede resultarle espantoso.

¿Cómo puedes ayudar a un cliente con ansiedad a superar su resistencia a una práctica centrada en el cuerpo o en la respiración de las que hallamos en este libro? A continuación te ofrezco algunos consejos para trabajar con este tipo de clientes.

CONSEJOS PARA TRABAJAR CON CLIENTES CON ANSIEDAD

- Ayuda a los clientes con ansiedad a comprender que probablemente están respirando de manera superficial, lo que provoca, como efecto, que sean más vulnerables al sistema de alerta del cuerpo.
- Muchos individuos que sufren ansiedad se concentran excesivamente en las sensaciones corporales. Por ejemplo, pueden imponer un pensamiento catastrófico a la sensación corporal: «Mi corazón está latiendo rápidamente y mis manos están sudando, ¡lo que quiere decir que voy a tener un ataque al corazón!».

  → En estos casos, hazles saber que el propósito de una práctica respiratoria o corporal es ayudarlos a aprender la diferencia entre una sensación real en el cuerpo y el pensamiento acerca de esa sensación.

- Normaliza la ansiedad del cliente, haciéndole saber que no debe preocuparse si al principio siente más ansiedad al aprender esta práctica. Asegúrale que con el tiempo esta práctica se volverá más fácil.

  → Recuérdale que buena parte de la ansiedad proviene de intentar evitarla o resistirse a ella. El primer paso para experimentar menos ansiedad es no resistirse a la experiencia de esta.

- Anímalos a familiarizarse con su cuerpo; finalmente se sentirán más cómodos con todo el espectro de sensaciones que son normales en el organismo humano.

→ *50 técnicas de mindfulness para la ansiedad, la depresión, el estrés y el dolor* contiene una diversidad de prácticas relacionadas con las sensaciones corporales que pueden ser de ayuda en este proceso de conocimiento del cuerpo. Fíjate en cuáles de estas podrían ser más apropiadas según las necesidades del cliente:

a. Herramienta 12, «Conectar con el momento presente».
b. Herramienta 13, «Surfear en tierra (caminar consciente)».
c. Herramienta 16, «RETEEVO: enraizarse».
d. Herramienta 17, «Percibir y puntuar la ansiedad del cuerpo».
e. Herramienta 33, «Eliminar el estrés».
f. Herramienta 41, «Surfear el cuerpo (el escáner corporal)».

- Finalmente, ¡es importante aceptar que ser humano significa sentir ansiedad de vez en cuando! Es parte de la experiencia humana. Aunque no queremos sentir ansiedad constantemente, tampoco es realista creer que nunca deberíamos experimentarla.

→ La ansiedad puede servir como una señal importante y útil de que el cuerpo nos está diciendo que algo en nuestra vida necesita ser cambiado.

Trabajar con
un cliente con depresión

PENSAMIENTOS PARA LOS TERAPEUTAS

Varios estudios recientes han sido dedicados a explorar cómo la práctica de la respiración consciente puede ayudar con los síntomas de la depresión. Por ejemplo, una investigación publicada en el *Cognitive Therapy and Research Journal* en 2011 demostró cómo prestar atención a la respiración ayuda realmente a reducir el parloteo mental, los pensamientos negativos y la depresión. El estudio también mostraba cómo los sujetos tenían menos miedo al percibir sensaciones en el cuerpo. Hallazgos como estos son importantes porque los clientes con depresión a menudo se centran en los patrones de pensamientos negativos y en muchas ocasiones permanecen atrapados en ellos.

Por el contrario, centrarse en la respiración ayuda, ya que aparta la atención de esos pensamientos negativos y la lleva al movimiento del respirar. La capacidad de cambiar el foco de nuestra atención y ampliar esta es fundamental para superar el pensamiento rígido y repetitivo. Afortunadamente, este tipo de adaptabilidad y flexibilidad mental es una habilidad que puede aprenderse, aun cuando se esté luchando con la depresión. A continuación expongo unas cuantas ideas para aplicar el mindfulness a los clientes que sufren de depresión.

CONSEJOS PARA TRABAJAR CON CLIENTES CON DEPRESIÓN

- Al aplicar cualquiera de las prácticas de este libro, es una buena idea hacer que los clientes la inicien de manera realista, con objetivos alcanzables y poco a poco. Esto podría implicar, por ejemplo, que una práctica durase solo un minuto al día, para empezar. Lo importante es que tengan éxito, aunque el progreso sea lento.
- Haz que los clientes programen el horario de sus prácticas o actividades de mindfulness con antelación (idealmente, durante la sesión). Si no tienen un planificador, pueden comprarse uno y llevarlo a la sesión.

  → También es una buena práctica preguntar: «¿Qué obstáculos podrían dificultarte esta práctica?». Otra idea es sugerirles que tengan un plan alternativo por si falla el momento de la práctica inicial.

- Pídeles que lo confirmen con una llamada de seguimiento, un *e-mail* u otro método al terminar su tarea. Esta es una buena manera de responsabilizarse y de compartir las prácticas en la relación.
- Además, introduce a los clientes en las herramientas y prácticas de mindfulness que mejor encajen con sus estilos de aprendizaje previos. Un movimiento consciente o una práctica de caminar consciente, por ejemplo, puede ser más efectivo para alguien a quien le cuesta sentarse inmóvil. Descubrir la actividad o la afición favorita de un cliente puede ser una buena manera de empezar.

→ Dirígete al consejo 3, «Aprovechar el estilo de aprendizaje del cliente».

- Piensa en la posibilidad de utilizar un ensayo mental o una técnica de visualización como una manera de ayudar a los clientes con depresión a tener más energía, superar el aislamiento y vincularse con los demás o abandonar el estrés. Dado que se ha demostrado que la motivación empieza después de realizar una actividad –sea un ejercicio, superar la tendencia a postergar las acciones o iniciar una actividad placentera–, incluso dos minutos de visualización servirán como motivación.

  → En esta obra hay varios ensayos mentales e ideas. Para más información sobre ellos, fíjate en los siguientes capítulos:

  a. Herramienta 18, «Visualizar la calma».
  b. Herramienta 30, «Activarse mediante el ensayo mental».
  c. Herramienta 37, «Visualizar las manos cálidas».
  d. Herramienta 39, «Ser el guijarro».

- Finalmente, trabaja con la historia del cliente y la metáfora personal para ayudarlo a encontrar una perspectiva nueva, más esclarecedora y que lo empodere. El cerebro responde al lenguaje y a los símbolos; la metáfora es un modo efectivo de activar el cerebro y conectar con la manera que tiene el cliente de ver el mundo.

  → Para documentos que se dirigen a facilitar el cambio a través del poder del lenguaje, el significado y la metáfora, consulta lo siguiente:

  a. Consejo 1, «Ampliar el vocabulario del mindfulness».
  b. Consejo 9, «Trabajar con niños y adolescentes».

c. Herramienta 20, «Superar el perfeccionismo».

d. Herramienta 24, «Cambiar el canal (de tu historia)».

e. Herramienta 38, «Compartir una historia inspiradora y esperanzadora».

f. Herramienta 45, «Descentralizar el dolor».

g. Herramienta 46, «Dejar atrás el capullo protector del dolor».

Trabajar con el estrés y el agotamiento

PENSAMIENTOS PARA LOS TERAPEUTAS

El estrés se produce cuando las reacciones biológicas y psicológicas a la ansiedad, el miedo, la sobrecarga y el caos en la vida y el entorno superan la capacidad de hacerles frente. En *Undoing Perpetual Stress* [Deshacer el estrés perpetuo], el autor y psicoterapeuta Richard O'Connor investiga cómo nuestro cerebro antiguo y nuestro sistema nervioso no están diseñados para manejar adecuadamente el estrés moderno. Estando dedicados ocho de cada diez medicamentos de los que se utilizan habitualmente a tratar síntomas del estrés, O'Connor afirma que «la investigación contemporánea muestra que uno no se puede recuperar totalmente de ninguno de estos problemas de salud [relacionados con el estrés] centrándose en los síntomas. Hay que cambiar la manera de vivir».

Esta obra está diseñada para dirigirse al modelo biopsicosocial por medio de reducir los efectos negativos del estrés crónico que inhiben el sistema inmunitario y crean enfermedad y desequilibrio. No es de extrañar que millones de personas hagan frente a enfermedades relacionadas con el estrés. Afortunadamente, las técnicas de mindfulness promueven el cambio desde dentro hacia fuera por medio de aumentar la conciencia de los hábitos y conductas negativas del cliente. La toma de conciencia es el primer paso para llevar a cabo cambios positivos y abandonar el piloto automático.

Por otra parte, el agotamiento se produce por la combinación de la cultura del exceso de trabajo, el ritmo de vida y laboral acelerado, la carga laboral abusiva autoimpuesta, los límites poco claros entre la vida laboral y familiar, y exigencias poco realistas que destruyen la alegría, la esperanza y el sentido. El estrés laboral produce muchas conductas insanas, desde comer excesivamente hasta llevarse a casa la conducta propia del estrés en el trabajo.

El estrés y el agotamiento minan la alegría de vivir, mientras que el proceso de revitalizarse puede ser satisfactorio y dar mayor sentido a la propia vida. Observa que incluso las ideas y las estrategias conductuales que se exponen a continuación se integran bien con el mindfulness en el sentido de que procuran una mayor conciencia, colaboración, motivación y práctica constante que dan fruto.

CONSEJOS PARA TRABAJAR CON EL ESTRÉS Y EL AGOTAMIENTO

- Presta atención a cuánto duerme un cliente. Dormir es un amortiguador del estrés, e incluso solo dos o tres días de no dormir suficiente puede desencadenar un estado de estrés crónico en el cuerpo, a través de la producción de demasiado cortisol.
- El autocuidado consciente es un fantástico antídoto para el estrés, y hay varias herramientas y estrategias para ello en esta obra. Para que sea efectivo, el autocuidado ha de ayudar a los clientes a conseguir lo siguiente:

  → Llevar una alimentación adecuada, especialmente proteica, a lo largo del día.
  → Evitar saltarse comidas y ser consciente de las señales de que se tiene hambre.

→ Limitar el exceso de cafeína, especialmente si puede afectar al sueño.

→ Hacer ejercicio o caminar durante treinta minutos, o más, al día.

→ Desarrollar una red social de apoyo.

→ Poner límites saludables en relación con el uso de la tecnología, especialmente antes de irse a dormir.

→ Desarrollar una práctica de mindfulness para contrarrestar el estrés.

• Un modo probado de reducir el estrés es observar de dónde procede y evitar esa fuente. Esto podría incluir llevar un registro diario del estrés y ver qué puede modificarse; por ejemplo, tomar un camino al trabajo que evite las horas punta de tráfico, generadoras de estrés.

• El agotamiento puede reducirse siguiendo los consejos para el estrés antes mencionados, además de ayudar a los clientes a realizar lo siguiente:

→ Encontrar un relato de esperanza y renacimiento a partir de la historia del cliente.

→ Compartir o comentar una narración de esperanza con personas de confianza.

→ Localizar recursos que tengan que ver con la idea de reconstruir y comenzar de nuevo.

→ Empezar una práctica de gratitud que recentralice la atención de un modo positivo.

→ Realizar la transición desde el trabajo a casa de un modo sano que descargue los sentimientos negativos y permita un encuentro seguro con los seres queridos.

→ Redescubrir lo que aporta sentimientos de emoción y alegría en la vida y reconectar con ello.

UN MODO FÁCIL DE EVALUAR EL ESTRÉS

Existe un instrumento para medir el estrés con diez preguntas y que es fácil de utilizar. Se llama escala del estrés percibido (EEP) y fue desarrollada por el psicólogo Sheldon Cohen en la Carnegie Mellon University. El test mide los niveles de estrés examinando elementos como el afecto negativo, los sucesos de la vida y el estrés percibido que los individuos dicen haber experimentado durante el mes anterior.

Solo se necesitan unos diez minutos para completar el test y establecer la puntuación, e incluso hay versiones de la EEP que pueden encontrarse *online*. Es una herramienta útil para comenzar un diálogo con los clientes sobre el estrés. Por cierto, los cuidadores tienden a puntuar «alto» en la EEP, de modo que quizás quieras hacerlo para ti mismo.

Trabajar con niños y adolescentes

PENSAMIENTOS PARA LOS TERAPEUTAS

Llevar los conceptos de mindfulness a los niños y los adolescentes puede constituir un reto único. Este grupo, a cuyos miembros se los ha llamado *nativos digitales*, está más conectado a la tecnología que quizás ningún otro grupo en la historia. Un estudio publicado por la Kaiser Family Foundation titulado «Generación M2: los medios de comunicación en las vidas de los niños y adolescentes de entre ocho y dieciocho años» halló que la cantidad de tiempo que pasa utilizando las redes sociales este impresionable grupo había aumentado espectacularmente. El tiempo que pasan viendo medios de comunicación de todo tipo equivale a más de cincuenta y tres horas por semana, ¡o casi siete horas y media al día!

Este estudio coincide con otros estudios recientes que examinan cómo hacer varias cosas al mismo tiempo (la multitarea) afecta negativamente a la capacidad de concentrarse y estudiar. Debe tenerse en cuenta también que el aumento del uso de la tecnología puede tener un impacto en la capacidad de dormir, un componente

63

necesario del aprendizaje. Algunos estudios en el campo de la neurobiología interpersonal han mostrado también que las interacciones vivas, cara a cara, en una edad temprana son fundamentales para configurar el córtex prefrontal, esa parte del cerebro que ayuda a crear el apego seguro y la capacidad de tener empatía y de desarrollar relaciones adaptadas.

Considerado en conjunto, el impacto del uso excesivo de la tecnología puede producir una tormenta perfecta para los niños y los adolescentes en lo que respecta al aprendizaje y el desarrollo del cerebro social. Afortunadamente, el mindfulness puede actuar para contrarrestar algunas de estas influencias.

CONSEJOS PARA TRABAJAR CON NIÑOS Y ADOLESCENTES

- Incluye una «declaración del uso de la tecnología» en la primera visita. Generalmente es necesario incluir los temas siguientes:

  → Cantidad de tiempo dedicado diariamente a utilizar la tecnología (en la escuela y en casa).
  → Cómo se utiliza la tecnología durante los períodos de estudio.
  → Uso semanal y anual de los videojuegos.
  → Cantidad de uso de Facebook y otras redes sociales.

- Haz que las habilidades de mindfulness sean divertidas y atractivas.
- Utiliza metáforas de la tecnología (desconectar, resetear, reiniciar, etc.).
- Busca aplicaciones de mindfulness que puedan ayudar a tus clientes a prestar atención a aspectos como el déficit de sueño (¡sí, hay una aplicación para eso!), la respiración y volver al momento presente.
- Apoya los modos de sustituir la tecnología con descansos en la naturaleza y actividades sociales con amigos y con la familia.

Trabajar con el dolor

PENSAMIENTOS PARA LOS TERAPEUTAS

El dolor crónico es un estado al que muchos clientes tienen que hacer frente. El dolor de cualquier clase puede afectar enormemente al estado de ánimo, las relaciones y la capacidad de funcionar en la vida diaria. Desafortunadamente, los médicos pueden pensar que no tienen más opción que prescribir potentes analgésicos. Sin embargo, muchos clientes y pacientes presentan objeciones a los efectos secundarios cognitivos y de otro tipo que estos medicamentos tienen. Con el mindfulness puedes presentarles otras opciones para manejar el dolor, las cuales pueden ayudarlos a reducir el nivel de dolor como los fármacos que toman, y de paso ayudarlos a encontrar un nuevo modo de experimentar el dolor.

Fue a finales de la pasada década de los setenta cuando Jon Kabat-Zinn adaptó las prácticas de mindfulness del budismo originario para ayudar a los pacientes con dolor crónico de espalda y muscular. Uno de los componentes que utilizaba en la reducción del estrés basada en el mindfulness era ayudarlos a percibir las sensaciones corporales de instante en instante. La práctica, llamada «escáner corporal», permite a los pacientes cambiar su relación con la sensación de dolor.

Esto no quiere decir que el mindfulness pueda sustituir a los medicamentos. El mindfulness es como un suplemento útil, una práctica «transportable» que puede centrar la atención de nuevas maneras para poder ofrecer a quienes sufren dolor un poco más de control sobre su situación.

CONSEJOS PARA TRABAJAR CON EL DOLOR

Trabajar con el dolor te permite elegir entre numerosos recursos del mindfulness. Las intervenciones y documentos de la sección 5, «Herramientas de mindfulness para el dolor», reúnen un conjunto variado de opciones, que incluye:

- Visualización e imaginería guiada.

    → Herramienta 43, «La meditación del oso».
    → Herramienta 50, «En paz con el dolor».

- Relatos y metáforas que ayudan a redefinir el dolor y crear una narración con sentido alrededor de él.

    → Herramienta 45, «Descentralizar el dolor».
    → Herramienta 46, «Dejar atrás el capullo protector del dolor».

- Redirigir la atención a nuevos modos de reducir el sufrimiento psicológico y la intensidad percibida del dolor.

    → Herramienta 41, «Surfear el cuerpo (el escáner corporal)».
    → Herramienta 44, «Apartar la atención».
    → Herramienta 49, «Sanar con música».

- Prácticas de autocompasión y amor bondadoso para ayudar a pasar por el proceso.

→ Herramienta 47, «Lecciones de la naturaleza».

→ Herramienta 48, «Afirmación de bondad amorosa».

CONCLUSIONES

Como con todas las prácticas de mindfulness de esta obra, comprender el estilo de aprendizaje del paciente supondrá un buen avance a la hora de ayudarlo a encontrar una manera de habitar ese cuerpo que siente dolor. Trabajar con las emociones de rabia, frustración, pena, pérdida y decepción requiere una compasión y una empatía especial por parte del terapeuta. Ayudar a los clientes a utilizar el mindfulness para invitarlos a tener paciencia y autocompasión por las pérdidas y el sufrimiento que proporciona el viaje del dolor puede abrirles nuevas puertas de comprensión y esperanza.

2.ª PARTE

HERRAMIENTAS DE MINDFULNESS PARA LA ANSIEDAD

El poder
de la respiración

ESTILOS DE APRENDIZAJE

Nota: Cada una de las herramientas de mindfulness de esta obra comienza con una lista de los estilos de aprendizaje que mejor se complementan con cada herramienta. Si bien las prácticas, o las herramientas, que se hallan en este libro pueden utilizarse sin tener en cuenta el estilo de aprendizaje del cliente, hacer corresponder un estilo de aprendizaje con una práctica puede facilitar el cambio de manera más rápida. Para más información sobre el uso de los estilos de aprendizaje con los clientes, ver el consejo 3, «Aprovechar el estilo de aprendizaje del cliente».

Al practicarla con los ojos y los oídos bien abiertos (viendo cómo se mueve el cuerpo y escuchando el ritmo de la respiración), esta práctica conecta con una variedad de estilos de aprendizaje:

Corporal-cinestésico-táctil
Visual-espacial
Musical-sónico

PENSAMIENTOS PARA LOS TERAPEUTAS

Como escribí en *One-minute Mindfulness* [Mindfulness en un minuto]: «Tu respiración es tu beso íntimo a este momento». En realidad, es mucho, mucho más que eso. En primer lugar, es un medio fundamental a través del cual podemos regular biológicamente la mente y el cuerpo y calmar el núcleo reactivo del cerebro. De hecho, es tan efectiva que constituye un medio importante en la enseñanza del control de la excitación en el entrenamiento del cuerpo de élite de la Marina estadounidense (el grupo SEALs). En segundo lugar, la respiración diafragmática es efectiva en la ansiedad y la depresión porque aparta la atención del vagabundeo improductivo de la mente, así como de los pensamientos ansiosos sobre el futuro.

Al practicar con la respiración diafragmática, conocida también como respiración abdominal, reconectamos con la misma forma de respirar natural, sin esfuerzo, que disfrutamos de bebés y de niños. Pero con el tiempo, como respuesta al estrés, la respiración abdominal más larga y más profunda se vuelve cada vez más superficial. Y la respiración superficial, rápida, de la parte superior de los pulmones, es exactamente lo que nos hace más vulnerables a la respuesta corporal de lucha y huida del estrés. Afortunadamente, podemos reaprender nuestro método de respiración original, por defecto. Es como volver a instalar la programación original del cuerpo y reiniciar tu equipo mental para que funcione de manera óptima.

Lo mejor de todo es que la idea de respirar calmadamente para centrarse se halla en buena parte de las culturas de todo el mundo, y todavía he de encontrar una cultura que no aprecie la idea de respirar como un modo de apaciguamiento. Para presentar la idea de la respiración, siempre me gusta averiguar si a un cliente se le ha enseñado alguna vez la respiración diafragmática y si la utiliza y la ha encontrado útil.

CONSEJOS PARA TRABAJAR CON ADULTOS

- No supongas que un cliente entiende cómo hacer la respiración abdominal adecuadamente, aunque te diga que ya la ha aprendido. Si alguien está empleando una técnica incorrecta, quizás no obtenga todos los beneficios de la práctica.

→ Haz que tu cliente muestre cómo respira abdominalmente. Eso te permitirá saber si lo hace correctamente.

- Resulta útil describir cómo la respiración activa el sistema de relajación innato del cuerpo. Esta perspectiva científica ayuda a que los pacientes capten cómo la respiración se relaciona con la parte pensante del cerebro y bloquea la reactividad y las emociones insanas.
- Si estás tratando a un cliente con ansiedad, remítete al consejo 6, «Trabajar con un cliente con ansiedad».

CONSEJOS PARA TRABAJAR CON NIÑOS

Los niños tienden a ser muy hábiles a la hora de aprender el poder de tranquilizarse mediante esta práctica, que resulta útil para todos los miembros de la familia cuando quieren calmarse.

- Al enseñar la respiración abdominal a niños, podrías adaptar la enseñanza tal como se describe en el documento siguiente.
- A menudo es útil que los niños hagan pompas de jabón. Pídeles que hagan una muy grande, y necesitarán realizar una espiración más larga y lenta, que es una respiración abdominal. (Por el contrario, una respiración breve, entrecortada, producirá muchas pequeñas pompas).
- Otra idea es que los niños soplen en un molinete y lo mantengan girando tanto tiempo como puedan; una vez más, eso requiere una respiración larga y lenta.
- Da instrucciones a los niños para que se acuesten y se coloquen un globo o un trozo de papel en el abdomen. Luego, pídeles que muevan el objeto solo mediante su respiración. (La respiración abdominal es más fácil cuando se está acostado bocarriba o de lado).

UNA RÁPIDA LECCIÓN DE BIOLOGÍA SOBRE EL NERVIO VAGO (NO EL NERVIO LAS VEGAS)

Básicamente, la respiración diafragmática activa nuestro sistema de relajación, o lo que me gusta llamar el sistema de aire acondicionado del cerebro y el resto del cuerpo. Dicho de manera sencilla, la respiración diafragmática evita que el núcleo reactivo del cerebro se caliente excesivamente. He aquí cómo la respiración logra eso en tres fáciles pasos:

1. La respiración abdominal provoca que los pulmones presionen sobre la pared diafragmática.
2. La pared diafragmática a su vez presiona sobre la cavidad abdominal (piensa en el globo que se está hinchando).
3. El abdomen hinchado se expande luego hacia delante y hacia atrás, donde presiona en la columna vertebral. Esto provoca que la cavidad abdominal presione sobre el nervio craneal más largo –el nervio vago–, que se extiende desde el tallo cerebral hasta el final de la columna vertebral. Al presionarse, el nervio vago se calma, pone en marcha el sistema de relajación corporal y regula el sistema nervioso parasimpático. (Esto está en claro contraste con lo que cariñosamente llamo «el nervio Las Vegas» del cuerpo, el nervio de la gratificación instantánea).

EL SISTEMA DE RELAJACIÓN

Quizás no quieras explicar a los clientes todos los detalles, pero es un sistema magnífico y elegante que llevamos con nosotros en todo momento. He aquí un resumen rápido de lo que ocurre cuando el nervio vago se calma:

1. Disminuye la presión sanguínea, el pulso y la respiración.
2. Purifica la sangre de lactato (el lactato aumenta la sensación de ansiedad).

3. Aumenta las ondas alfa cerebrales (de calma y alerta).

4. Libera el neurotransmisor serotonina (el 95 % de este neurotransmisor, que produce sensación de bienestar, se almacena en el revestimiento del estómago y en los intestinos). La serotonina llega al flujo sanguíneo y sube hasta el cerebro en unos veinte o treinta segundos.

¡Voilà! No es extraño que la respiración ayude a sentirse mejor y a pensar con mayor claridad.

INVESTIGACIÓN SOBRE EL CEREBRO Y LA RESPIRACIÓN

Las investigaciones han mostrado que bastan veinte minutos de respiración diafragmática para activar y oxigenar la parte consciente y pensante del cerebro (la corteza prefrontal).

No hace falta decir que puedes compartir en mayor o menor grado la información ofrecida en esta herramienta. Personalmente, encuentro que muchos adultos disfrutan aprendiendo y hablando sobre la ciencia de la respiración, que, por cierto, activa la parte pensante del cerebro.

Utiliza el siguiente documento para guiar a los clientes a través de la práctica respiratoria.

Documento: APRENDER LA RESPIRACIÓN ABDOMINAL

Instrucciones: ¿Has visto alguna vez respirar a un bebé? Con cada respiración se mueve no su pecho, sino su pequeño abdomen. Este es nuestro método natural de respiración, y con esta ayuda sugerida aprenderás a utilizar la respiración abdominal, o respiración diafragmática, para relajar naturalmente el cuerpo.

Si respiras con el pecho, haces respiraciones más cortas y más rápidas. Llevando el aire a la parte más profunda de los pulmones, obtendrás diez veces más aire fresco con cada respiración. Será una respiración más lenta y más larga, pero de tamaño normal. **Sigue las preguntas que vienen a continuación para modificar la respiración y obtener los beneficios de la respiración abdominal.**

Pregunta 1. «¿Respiro con el pecho o con el abdomen?».
Para comprobar si respiras superficialmente o más profundamente, haz lo siguiente:

1. Siéntate en una silla, en una postura erguida pero cómoda.
2. Coloca una palma de la mano en el pecho y la otra en el vientre (por debajo de la caja torácica y por encima del ombligo).
3. Haz varias respiraciones normales. ¿Qué mano o manos se mueven? Si no estás seguro, míralo en el espejo.
4. Si se mueve la mano de arriba, o las dos, eso significa que respiras con el pecho. Si se mueve la mano que se encuentra debajo, estás realizando una respiración más profunda. En cualquier caso, sigue leyendo para lograr el máximo de tu respiración abdominal.

Pregunta 2. «¿Cómo puedo reeducarme en la respiración abdominal?».
Vas a aprender un movimiento que estira suavemente los músculos que están entre las costillas (manteniendo de manera natural las costillas para que puedas lograr una respiración más completa).

1. Une las manos llevando los brazos por detrás de la silla.
2. Relaja los músculos abdominales para que el vientre pueda moverse hacia fuera a medida que los pulmones presionan sobre la cavidad abdominal.
3. Percibe si hay más movimiento en la barriga. Es así de fácil.
4. Si no percibieras ningún movimiento abdominal, prueba esta postura: levanta los brazos por encima de la cabeza y junta las manos por detrás del cuello. Esto abre el área pectoral y hace que sea más fácil tomar una respiración más profunda.

Pregunta 3. «¿Cómo debo practicar o utilizar la respiración abdominal?».

1. Para empezar, prueba a practicar tres veces al día, durante un minuto.
2. Puedes notar cuando te sientas tenso o estresado, y en ese momento hacer un minuto de respiración.
3. Presta atención a tu postura, especialmente si estás sentado delante del ordenador.
4. Practica de pie o acostado.

Reflexiones: ¿A qué hora u horas del día puedes practicar la respiración?

_____

_____

_____

_____

¿Tienes alguna dificultad en utilizar la respiración abdominal?

_____

_____

_____

¿Cómo te beneficiaría esta respiración?

_____

_____

_____

_____

Conectar con el momento presente

ESTILOS DE APRENDIZAJE

Los siguientes estilos de aprendizaje son compatibles con esta práctica:

Corporal-cinestésico-táctil
Visual-espacial
Reflexivo-intrapersonal

PENSAMIENTOS PARA LOS TERAPEUTAS

Los clientes con ansiedad con frecuencia están apresados en una multitud de pensamientos que dan vueltas en su cabeza. En algunos, este rápido girar de los pensamientos puede incluso provocar una intensa sensación de náuseas —casi como estar en un barco que va dando brincos en aguas agitadas—. Esto resulta comprensible al tener en cuenta que se ha calculado que la mente puede generar ciento veinticinco pensamientos por segundo. Enraizarse de manera estable en el cuerpo es un método para calmar y aquietar la mente parlanchina o ansiosa y volver a pisar un terreno más firme.

Además de ayudar a combatir la ansiedad, esta práctica constituye una buena manera de quitar espacio a cualquier emoción negativa, de los pensamientos ansiosos o repetitivos y al agobio que es fruto del estrés o el caos. Yo la recomiendo también como herramienta para cuando los clientes llegan a la consulta y no están tranquilos debido a las exigencias y presiones relacionadas con el tiempo, la congestión del tráfico, las dificultades de aparcamiento, etc. Emplear un minuto o dos para enraizarse y centrarse al comienzo de una sesión puede ayudarlos a entrar en un espacio más receptivo.

Una de las ventajas de la práctica de «Conectar con el momento presente» es que se puede hacer casi en cualquier parte y es fácil de llevar a cabo. Ofrece un medio polivalente para centrarse y así compensar la ansiedad, especialmente al pasar de una ubicación física o una situación a otra. (Es también una útil técnica mindfulness de un minuto para que los terapeutas la utilicen entre dos sesiones, por las mismas razones).

CONSEJOS PARA TRABAJAR CON LOS CLIENTES

- La práctica «Conectar con el momento presente» es un texto que se puede leer y utilizar en la sesión para guiar a los clientes a través de esta. Hazla antes de darles el documento.
- Sigue los movimientos para que los pacientes puedan verte ejemplificar esta práctica para ellos.
- Otras prácticas de enraizamiento para clientes con ansiedad que pueden agruparse con esta incluyen:

  → Herramienta 13, «Surfear en tierra».
  → Herramienta 16, «RETEEVO: enraizarse».
  → Herramienta 33, «Eliminar el estrés».
  → Herramienta 35, «Hacer una pausa ante el estrés».

**Documento: CONECTAR CON
EL MOMENTO PRESENTE**

Instrucciones: Utiliza el guion de esta meditación de enraizamiento cuando notes que comienzas a sentirte con ansiedad, preocupado, abrumado o perdido en pensamientos negativos o en sentimientos de incertidumbre respecto al futuro al ir de un lugar a otro. La primera vez emplea todo el tiempo que sea necesario para realizarla.

Una vez que estés familiarizado con el modo de «Conectar con el momento presente», puedes abreviar el proceso y hacerlo en tan solo un minuto, si así lo deseas.

Siéntate en una silla cómoda y haz un par de respiraciones profundas, calmantes. Ahora, levanta las manos hasta la altura del centro del corazón, con las palmas una frente a la otra, a una distancia de unos treinta centímetros aproximadamente. Nota la tensión que hay solo por sostener las manos y los brazos sin apoyarlos.

A continuación, siempre lentamente, acerca las manos hasta que experimentes la más ligera o sutil sensación de energía, presión, calor o calidez. Detente cuando sientas eso y limítate a observarlo durante unos instantes. Examina de cerca esta sensación. ¿Es constante el calor, la calidez, la energía o la presión? ¿O varía ligeramente de instante en instante?

Ahora, lleva suavemente las palmas más cerca entre sí, hasta que las yemas de los dedos se junten mediante un contacto muy ligero, como el de una pluma. Imagina que las moléculas de las puntas de los dedos de tu mano derecha danzan con las moléculas de las puntas de los dedos de tu mano izquierda. Puedes pensar incluso qué baile están haciendo: el foxtrot, la samba, el tango, el vals o el *jitterbug*, esa especie de *lindy hop*.

Ahora, sigue acercando las palmas entre sí hasta que se toquen ligeramente. Al hacerlo, observa cómo los dedos se enderezan y cómo el calor entre las palmas de las manos crece. Con las palmas unidas, es un buen momento para hacer una pausa durante unos instantes y apreciar el cuerpo, que es un precioso regalo que tenemos.

Podemos también reflexionar sobre las palabras del autor John O'Donohue, que había sido sacerdote, quien escribió sabiamente en *Anam Cara: el libro de la sabiduría celta*: «Tu cuerpo es el único hogar en el universo».

(Descansa entre cinco y diez segundos en un estado de gratitud silenciosa).

Ahora, emplea unos instantes para ver la diferencia entre tensar el cuerpo y luego relajarlo. Manteniendo las palmas en contacto, sube los codos hacia los lados. Presiona solo con un diez por ciento de toda la fuerza que podrías ejercer. Ahora presiónalas más todavía, usando hasta el veinte por ciento de la fuerza total.

Deja de hacer fuerza si sientes dolor. Presiona solo lo que puedas sin sentir dolor o incomodidad.

Observa, otra vez, hasta dónde llega la tensión de los brazos. ¿Llega a las muñecas, los codos, los hombros, los omóplatos, la espalda, el pecho? ¿Puedes sentir cómo crece el calor en las palmas de las manos? ¿Qué músculos están tensos? Después de unos cinco minutos, deja que los hombros y los codos se relajen y suelten. Libera toda esta tensión. Nota qué agradable resulta abandonar el esfuerzo y la tensión del cuerpo.

Finalmente, muy poco a poco, abre las manos, como capullos de flores que se abren al sol de la mañana. Siente la frescura de las palmas a medida que el calor se disipa. Finalmente, permite que el peso de la gravedad descienda sobre tus manos y brazos, dejando que caigan como hojas de un árbol, hasta que descansen en tu regazo o tus piernas. Haz una larga y agradable inspiración, y al espirar imagina cómo se expulsa todo el estrés que te queda por debajo de las piernas y al fondo de los pies, desde donde fluirá por la Tierra y se reciclará. Si quieres, siéntate durante unos instantes más, apreciando tu cuerpo por cómo sigue tus órdenes y transporta tu conciencia para que puedas lograr los objetivos de tu vida. ¡Qué maravilloso!

Surfear en tierra (caminar consciente)

ESTILOS DE APRENDIZAJE

Dependiendo de cómo se practique el caminar consciente, puede resultar adecuado para un conjunto sorprendentemente amplio de estilos de aprendizaje. Esto hace que sea altamente adaptable a un gran número de pacientes. Si bien el movimiento es naturalmente visual-espacial, corporal-cinestésico y reflexivo-intrapersonal, hay otros estilos de aprendizaje que pueden encajar, solo con que se incorporen las adaptaciones que vienen a continuación en cursiva.

Verbal-lingüístico: *Instruye a los clientes para que hagan del caminar una práctica de establecimiento de un propósito, lo cual implica poner la intención antes de hacer el movimiento siguiente, como «dar un paso», «girar», «levantar el pie», etc.*

Visual-espacial.

Musical-sónico: *Da instrucciones a los clientes para que perciban todos los sonidos, desde el que hacen sus pies al tocar el suelo y el sonido sutil de la respiración hasta todos los demás sonidos del entorno.*

Corporal-cinestésico-táctil.

Social-interpersonal: *Si a los clientes les gusta caminar con otros, diles que sean conscientes del movimiento, de la comunicación compartida o incluso del silencio durante el paseo.*

Reflexivo-intrapersonal.

Naturalista: *Haz que los individuos centrados en la naturaleza presten especial atención a las maravillas de esta mientras caminan, lo cual incluye dedicar un tiempo para detenerse y observar los diversos colores y sonidos que nos ofrece.*

PENSAMIENTOS PARA LOS TERAPEUTAS

Históricamente, los seres humanos constituyen una especie itinerante. Como cazadores-recolectores, nos movemos para sobrevivir. Incluso hoy en día, el movimiento nos es tan natural como el respirar. Sin embargo, para muchos, el movimiento produce también ansiedad, ya que a menudo tiene lugar durante momentos de transición, como conducir el coche para ir a algún lugar o caminar a una reunión de personal. Cuando lo piensas, las transiciones a menudo traen incertidumbre, porque no estamos seguros de lo que esa transición aportará. Así que no resulta sorprendente que la ansiedad se acentúe de manera natural alrededor de los momentos de transición, o durante los mismos.

Las transiciones pueden impactar mucho en las relaciones. Si, por ejemplo, alguien vive como difícil el desplazamiento del trabajo a casa, la capacidad de relacionarse con los seres queridos en el hogar se verá deteriorada. No es poco frecuente que los individuos lleven consigo el estrés del lugar de trabajo mucho después de haber salido de la oficina. Por eso prácticas como el caminar o el movimiento conscientes ofrecen un modo más eficaz de realizar la transición conscientemente.

Recuerda que hay muchas maneras de estar plenamente presente en el movimiento, desde una práctica de yoga o *qigong* hasta el caminar consciente, de modo que comprueba si alguna de estas puede ser de interés para los pacientes.

También merece la pena observar que el movimiento con conciencia es especialmente útil para quienes sufren el trastorno de déficit de atención e hiperactividad o luchan con la ansiedad durante los períodos de transición. Llevar la atención al propio movimiento puede contribuir muy positivamente a que alguien abandone los pensamientos de ansiedad o deje de preocuparse por lo que va a suceder. En su lugar, los ayuda a calmarse, al centrarlos en su experiencia del momento presente.

CONSEJOS PARA TRABAJAR CON LOS CLIENTES

- El caminar consciente es ideal como método para reducir la ansiedad durante las transiciones. Consulta los capítulos siguientes para otras técnicas útiles de enraizamiento en el momento presente:

  → Herramienta 12, «Conectar con el momento presente».
  → Herramienta 16, «RETEEVO: enraizarse».
  → Herramienta 23, «Algo agradable aquí y ahora».
  → Herramienta 31, «La ligereza de la risa».
  → Herramienta 35, «Hacer una pausa ante el estrés».

También puede ser útil formular una o más de las siguientes preguntas cuando pienses en cómo y cuándo aplicar mejor una práctica de movimiento consciente:

- ¿Qué momentos de transición son más difíciles para ti cada día (conducir con tráfico, volver a casa, etc.)?
- ¿Cómo te afecta la ansiedad al volver a casa después del trabajo?
- ¿Qué haces en el coche mientras conduces del trabajo a casa?
- ¿Cómo sueles reconectar con tu familia al volver del trabajo?
- ¿Cuánto tiempo tardas entre llegar a casa y entrar en el entorno familiar?
- Si hay algo que te gustaría cambiar en tu conducta relacionada con entrar y salir de casa, ¿qué sería?

Documento: SURFEAR EN TIERRA (CAMINAR CONSCIENTE)

Instrucciones: Utiliza este método de estar presente durante una transición si sientes ansiedad al caminar de un lugar a otro. Piensa en utilizar esta práctica cuando camines del coche a la oficina, del coche a tu casa al volver del trabajo o incluso cuando vayas a una reunión de personal.

Para empezar, encuentra un lugar tranquilo, en el que puedas dar quince pasos en cualquier dirección; practica cerca de una pared por si pierdes el equilibrio, ya que caminarás más lentamente de lo normal. Puedes realizar esta práctica de dos modos. Prueba cada uno de los métodos siguientes durante tres minutos y mira cuál funciona mejor para ti.

Surfear en tierra con intención:

Mientras te preparas para caminar, pon una intención para cada paso que des y cada movimiento que hagas. Puede ser una intención mental, dicha en silencio. Por ejemplo, puedes tener la intención de «dar un paso con el pie derecho», tras lo cual darás ese paso. Cuando des el paso, observarás, y te darás cuenta de ello muy atentamente, qué sientes cuando levantas un pie, vas hacia delante y lo pones en tierra, e incluso qué sientes cuando cambias el peso de un lado al otro del cuerpo. Dicho de otro modo, se trata en realidad de un proceso simple de tres pasos: primero, establecer la intención; segundo, pasar a la acción y percibir; y tercero, observar el movimiento en detalle. ¡Es así de fácil!

Generalmente, puedes establecer una intención para cada paso, y también una intención para cada vez que giras el cuerpo en una nueva dirección. Esa intención mental puede formularse simplemente como «girar, girar».

Pasa tres minutos caminando por un pasillo o un recibidor en tu casa o en la oficina, y luego vuelve. Establecer una intención hará que vayas más lento de manera natural. También tenderá a evitar que estés teniendo otros pensamientos. No obstante, si tu mente tiene pensamientos o se distrae, vuelve a formular tu intención para cada paso y sigue caminando. Pruébalo por la mañana como un modo de andar hacia el baño, o durante otros momentos del día.

¡Observa que puedes utilizar la intención mientras andas a una velocidad normal! En ese caso, formula las palabras «caminar, caminar» a medida que te mueves, llevando una conciencia plena a las piernas, los pies, los brazos y todo el cuerpo, a medida que se mueve.

Surfear en tierra con una total presencia:

Para esta práctica, no necesitas pensar en nada ni establecer ninguna intención mental. En lugar de eso, imaginarás que sitúas toda tu conciencia en el propio cuerpo. Es como si tu conciencia fuese hacia las piernas y los pies, y puedes percibir cada pequeño movimiento y estar plenamente implicado en él, ¡igual que si fueras un surfista cabalgando una ola en Hawái! Solo que esta vez estás surfeando en tierra, percibiendo cada pequeño cambio en el modo en que tus pies hacen contacto con la alfombra, la madera o la hierba sobre la que caminas. Mira cómo cada superficie afecta al modo como la surfeas. Permite que tu cuerpo y su movimiento sean fluidos y disfruta ese cabalgar a medida que te sumerges en esta danza de movimiento. ¿Has visto a alguien practicando taichí, yoga o danza? Permite que el caminar lentamente (o incluso a velocidad normal) encarne el mismo movimiento grácil que esas prácticas. Moviéndote así dejas de tener el piloto automático del cuerpo encendido y fluyes con cada movimiento y cada momento. ¡Disfruta cabalgando!

Reflexiones: ¿Cuál de los dos métodos de surfear en tierra te ha ayudado a estar plenamente presente en cada movimiento? ¿Qué logró hacer que tu mente ocupada, ansiosa, fuera más lentamente?

....

....

....

....

¿Cuándo sería un buen momento para practicar ese surfear en tierra? ¿Cómo podrías adaptar esta práctica para que te ayudase a manejar la ansiedad durante los períodos de incertidumbre y transición?

....

....

....

....

¿Cómo podrías crear una práctica de movimiento consciente diariamente? ¿Qué te parecería eso? ¿Qué dificultades, qué obstáculos encontrarías para realizarla?

Dos maneras de realizar las tareas (o cómo saborear el momento)

ESTILOS DE APRENDIZAJE

Dependiendo de la actividad realizada por el cliente, puede emplearse cualquiera de los siguientes estilos de aprendizaje:

Verbal-lingüístico
Visual-espacial
Corporal-cinestésico-táctil
Matemático-científico-lógico
Reflexivo-intrapersonal

PENSAMIENTOS PARA LOS TERAPEUTAS

Hay muchas maneras de cambiar los hábitos y de que alguien deje de funcionar con el piloto automático. Un método es hacer que se experimente incluso lo ordinario de un modo nuevo y fresco. Mira lo que dos pensadores influyentes del siglo pasado tenían que decir sobre observar el mundo que nos rodea:

El aburrimiento no es más que falta de atención.

FRITZ PERLS, fundador de la terapia Gestalt

Hay dos modos de vivir la vida: uno es como si nada fuese un milagro,
el otro es como que todo es un milagro.

ALBERT EINSTEIN

Históricamente, nuestras tradiciones de sabiduría han utilizado rituales para provocar cambios radicales de conciencia. A menudo los rituales toman actividades consideradas ordinarias y mundanas –leer, compartir la comida familiar o beber té– y las transforman en una experiencia de lo extraordinario. Algunos ejemplos de esto son la lectura sagrada, o *Lectio divina*, en la tradición cristiana; el ritual del *sabbat* en familia en la tradición judía, e incluso la ceremonia del té secular tal como se practica en Japón. Pero ¿es posible llevar a cabo este cambio incluso haciendo la colada, fregando los platos o realizando otras tareas cotidianas monótonas?

Está también la pregunta: ¿qué implica tal cambio de conciencia? Lo que en realidad hace es demostrar la diferencia entre una orientación hacia el resultado y una orientación hacia el proceso. ¿Por qué estar orientado hacia los resultados es problemático? Porque se centra en el futuro, lo cual a menudo produce preocupación o ansiedad, en el deseo de lograr el resultado anhelado. De una manera muy real, socava el gozo y la curiosidad por la experiencia en sí misma.

Aprender cómo cambiar el foco de atención de los resultados al proceso del momento presente puede ser una experiencia potente. Y lo que es más importante, reduce la ansiedad que procede de centrarse en las expectativas y el pensamiento orientado hacia los resultados.

He aquí unos cuantos ejemplos de una orientación hacia los resultados:

- Aprender para lograr la máxima puntuación en un test o un boletín de calificaciones.
- Terminar un trabajo a tiempo.

- Centrarse exclusivamente en el objetivo de un entrenamiento deportivo o en el tiempo en que se realiza.
- Obtener un ascenso en el trabajo.
- Recibir la máxima aprobación por parte de un supervisor.
- Asegurarse de que la casa está siempre impecable.
- Comparar el propio progreso con el de otros.

Al llevar la conciencia a los detalles más pequeños y diminutos de la propia experiencia, la orientación hacia el proceso pasa a primer plano. Esta práctica también entrena el cerebro a permanecer en el momento. Los beneficios de adoptar una actitud de curiosidad y apertura pueden enseñarnos un modo nuevo de experimentar —y disfrutar— cualquier actividad en la que estemos implicados.

CONSEJOS PARA TRABAJAR CON LOS CLIENTES

Es importante hacer saber a los clientes que centrarse en el presente no quiere decir que tener objetivos carezca de mérito. ¡No significa que uno se convierta en un vago! Por supuesto, hay que tener metas; la cuestión es que centrarse solo en los resultados puede ser contraproducente y limitador. No deja ver más que una parte del cuadro.

También puede ser útil preguntar a los clientes cómo han experimentado las metas en el pasado:

- ¿Alguna vez has disfrutado realmente de algo solo por el hecho de hacerlo?
  - → ¿Cuál era ese suceso o esa situación? ¿Cómo viviste el hecho de no preocuparte por el resultado?
- ¿Cuándo fue la última vez que conseguiste un objetivo importante?
  - → ¿Te resultó abrumador?
  - → ¿Qué actitud tenías al acercarte a ese objetivo importante?
  - → ¿Fuiste poco a poco o intentaste hacerlo todo de una vez?

→ ¿Cómo crees que te sentirías saboreando prácticamente cualquier actividad?

• He aquí algunas herramientas relacionadas que se centran en cambiar la conciencia hacia el momento presente. Pueden funcionar, junto a «Dos maneras de realizar las tareas», como una forma de proporcionarle al cliente más experiencias de contacto potente con el aquí y el ahora:

→ Herramienta 11, «El poder de la respiración».

→ Herramienta 16, «RETEEVO: enraizarse».

→ Herramienta 22, «La técnica GALA».

→ Herramienta 23, «Algo agradable aquí y ahora».

→ Herramienta 34, «Reducir el ruido mediante la naturaleza».

→ Herramienta 35, «Hacer una pausa ante el estrés».

**Documento: DOS MODOS DE HACER ALGO
(O CÓMO SABOREAR EL VIAJE)**

Introducción: ¿Has pensado alguna vez que podría haber dos modos de hacer algo? Por ejemplo, puedes fregar los platos para acabar cuanto antes, porque es una tarea que no te gusta... o puedes fregarlos para fregarlos.

Del mismo modo, puedes conducir tu coche para ir desde el punto A hasta el punto B... o puedes conducir para conducir tu coche.

He aquí otro ejemplo: puedes hacer tus deberes de estudiante o el trabajo de la oficina para conseguir la mejor nota, los elogios más grandes o un ascenso... o puedes hacer el trabajo con un sentido de curiosidad, apertura y total implicación.

En cualquiera de ambos casos, logras el objetivo que pretendías –lavar los platos, conducir adonde quieres ir u obtener una respuesta positiva por tu trabajo–. Y lo que es más, saboreas el viaje. Eso quiere decir que es menos probable que te sientas presionado, ansioso o desdichado por la actividad que tienes ante ti (o que tengas un desafortunado accidente por el camino porque deseabas estar en otro lugar!

Hasta Henry David Thoreau experimentó el problema de estar presente cuando vivía y caminaba por Walden Pond a mediados de los ochenta del siglo XIX, ¡y eso que no tenía iPhone ni iPad para distraerse! En su *Ensayo sobre el caminar* escribió lo siguiente:

A veces ocurre que no puedo liberarme fácilmente del pueblo. La idea de algún trabajo que realizar pasa por mi cabeza y no estoy allí donde mi cuerpo está; estoy fuera de mis sentidos [...] ¿Qué hago en los bosques si estoy pensando en algo que está fuera de los bosques?

Instrucciones: *Elige una de las actividades siguientes. Quizás te sea útil elegir una actividad a la que generalmente te resistes o no te gusta hacer.*

- Conducir
- Tareas de casa
- Preparar comidas
- Lavar los platos
- Trabajo de lavandería
- Hacer la compra
- Pasar la aspiradora
- Estudiar para un examen
- Limpieza general

La gracia de esta práctica no es que de repente te encantará lavar los platos ¡y correrás a casa de tu vecino a lavar voluntariamente los platos acumulados en su fregadero! La idea es cambiar tu relación con una actividad. Experimentarla de un modo totalmente nuevo que te permita deshacerte de tus presupuestos y rechazos anteriores. Realiza la tarea durante diez minutos sin distracciones y sin hacer varias cosas al mismo tiempo, así que apaga el televisor u otros aparatos y mira cómo vives el hecho de centrarte, calmarte y observar cualquier pequeño detalle que puedas. Permítete experimentar esta tarea o actividad como si fuera la primera vez que la haces. Utilizando el ejemplo de lavar los platos:

- *Antes de comenzar, dedica unos momentos a reflexionar sobre los platos y los utensilios y cómo te han ayudado a disfrutar de la* comida. *Tómate un momento para admirar el trabajo y la destreza implicados en el diseño y la fabricación de estos artículos.*

- *Siente los movimientos de tus brazos, manos y todo el cuerpo al levantar y manipular los platos.*
  - → *Percibe el frío o el calor del agua al golpear en tus manos.*
  - → *Siente el peso, la textura y la forma de los utensilios y los platos.*
- *Percibe los olores y las fragancias del líquido lavaplatos.*
- *Observa todos los colores y las formas únicos de los platos como si nunca los hubieras visto antes.*
- *Escucha el sonido del agua y el tintineo de los platos y las copas, así como otros sonidos del entorno.*
- *Si te distraes, vuelve a la sensación de cada instante.*

Reflexiones: ¿Qué es lo que más notaste al proceder a cámara lenta y sumergirte en el lavado de los platos (o cualquier otra actividad)?

¿Qué actividades diarias evitas generalmente, o por el contrario te precipitas a hacer? ¿Cómo cambiaría tu experiencia de esa actividad una actitud más curiosa?

¿Cómo podría la idea de «dos modos de hacer algo» convertirse en una práctica diaria? ¿De qué manera te ayudaría? ¿Cómo ayudaría a los que te rodean?

Contemplar el firmamento y la naturaleza

ESTILOS DE APRENDIZAJE

Los siguientes estilos de aprendizaje son compatibles con esta práctica:

Visual-espacial
Musical-sónico
Corporal-cinestésico-táctil
Reflexivo-intrapersonal
Naturalista

PENSAMIENTOS PARA TERAPEUTAS

Hay muchos modos de hallar una perspectiva equilibrada durante las épocas de ansiedad o angustia emocional. El equilibrio o la claridad pueden hallarse de manera cognitiva a través de palabras relajantes o mediante una comprensión más realista de los sucesos. El equilibrio puede alcanzarse también de manera no verbal, en contacto con la naturaleza. De hecho, el cerebro se halla muy sintonizado con la naturaleza, y las investigaciones del psicólogo Stephan Kaplan en la Universidad de Míchigan han llevado a una comprensión de cómo funciona la naturaleza en la restauración de la energía mental agotada y el incremento de la atención. Su obra generó interés en el campo de lo que se conoce como teoría del restablecimiento de la atención.

Obviamente, en otro nivel, la naturaleza puede proporcionarnos el beneficio de sabias intuiciones, así como de una aguda sensación de paz y calma. Si alguien está mentalmente agotado, fatigado por un exceso de trabajo o por la constante resolución de problemas, la práctica de «Contemplar el firmamento y la naturaleza» actúa como un medio para enraizarse y centrarse. Y lo mejor de todo es que basta con unos pocos minutos para realizarla.

CONSEJOS PARA TRABAJAR CON LOS CLIENTES

• Esta práctica se adapta fácilmente al trabajo o el horario diario de cualquiera. «Contemplar el firmamento y la naturaleza» puede hacerse durante un descanso en el trabajo, por la mañana o por la noche.

→ Considera la posibilidad de enseñar esta práctica junto a la herramienta 47, «Lecciones de la naturaleza», una práctica para calmarse que muestra cómo mirar la naturaleza de un modo fresco, intuitivo y significativo.

• También es útil como una práctica para las transiciones, tanto como la práctica de caminar conscientemente.

• Resulta especialmente útil si el paciente o cliente ha tenido una fuerte conexión con la naturaleza en el pasado.

Documento: CONTEMPLAR EL FIRMAMENTO Y LA NATURALEZA

Instrucciones: *Mirar el firmamento es una forma de conectar tu mirada con la naturaleza. Comienza extendiendo la mirada hacia el firmamento o el horizonte, y luego hazla descender hasta depositarla en un árbol o una planta cercanos.*

Esta práctica breve y fácil de utilizar puede realizarse tanto al aire libre como en el interior, en cuestión de minutos. Utilízala en cualquier momento en que te sientas mentalmente cansado o con ansiedad a causa de un evento próximo. Ya seas un hombre de negocios, un estudiante, un maestro o te sientas abrumado por el estrés por cualquier motivo, esta práctica te ayudará a centrarte, sentirte más fresco y calmar tu ocupada mente. Después de llevarla a cabo, probablemente te sentirás como nuevo y listo para prestar atención y concentrarte.

Si bien se puede utilizar esta práctica en el interior, empleando una planta de cualquier tamaño, lo ideal es hacerla al aire libre, con un árbol grande y la visión del firmamento o el horizonte. Sigue los cinco pasos que vienen a continuación durante aproximadamente cinco minutos:

1. Primero, sal al exterior y encuentra un lugar que te permita inclinar la cabeza ligeramente hacia arriba para que puedas ver el cielo. En segundo lugar, halla un árbol grande que esté situado cerca de tu vista del cielo, de modo que puedas pasar fácilmente de mirar el cielo a mirar el árbol mientras estás en el mismo lugar. Además, es mejor si tienes este árbol al alcance de la mano. Si eso no es posible, puedes estar lo suficientemente cerca como para ver los detalles de la corteza y las hojas.

2. Para empezar, levanta lentamente la cabeza y dirige la mirada tan lejos como puedas hacia el firmamento. Visualiza que abandonas las dificultades y preocupaciones que tengas en el espacio abierto que hay encima de ti y te liberas de ellas. Abandona la incertidumbre, el no saber, el miedo, la tristeza, la duda e incluso el «ojalá fuera diferente». Libera todo eso en el firmamento, que es infinitamente espacioso y lo suficientemente grande como para sostener todas las preocupaciones del mundo. Permanece así todo el tiempo que necesites, siguiendo con el abandonar y dejar ser.

3. Pon las manos en el tronco al mismo tiempo que pasas la mirada del cielo hacia allí donde conectas con el árbol. Imagina que tus pies están firmemente enraizados en la tierra, como el árbol. ¿Sabías que los árboles son los organismos más grandes de la Tierra? Siente tu conexión con la gran catedral de los árboles que

protege nuestro ecosistema y hace que nuestra vida sea posible. Al sentir la corteza en las manos y los dedos, permítete quedar absorto en el gran cuadro que muestra cómo estamos rodeados y sostenidos por el mundo natural.

4. Ahora, empezando desde la parte inferior del árbol, dirige lentamente la mirada hacia arriba. Presta atención a los menores detalles, desde la textura de la corteza y los cambios en la coloración hasta allí donde aparecen nuevos brotes. Sigue ampliando el campo de tu conciencia hasta que la mirada alcance las ramas superiores, en la cumbre del árbol.

5. Descansa tu ajetreada mente al mismo tiempo que percibes tu unidad con la naturaleza y la sabiduría que contiene. Valora que el mundo natural tiene lecciones que ofrecer respecto a cuáles son las estaciones adecuadas para plantar, para crecer y para cosechar, y también para descansar. Permítete abrirte a estas enseñanzas en los momentos o días que vienen.

Reflexiones: ¿Cómo fue pasar cinco minutos en la naturaleza de este modo? ¿Cuándo encuentras que esta práctica te resulta de mayor ayuda?

_____

_____

_____

_____

¿Cómo has vivido el hecho de liberar y arrojar tus preocupaciones en la espaciosidad del firmamento? ¿Te ayuda esto a obtener una perspectiva diferente?

_____

_____

_____

_____

_____

RETEEVO: enraizarse

ESTILOS DE APRENDIZAJE

Los siguientes estilos de aprendizaje son compatibles con esta práctica:

Visual-espacial
Musical-sónico
Corporal-cinestésico-táctil

PENSAMIENTOS PARA LOS TERAPEUTAS

Enraizarse —conectarse a cualquiera de los sentidos a través del oído, la vista, el olfato, el gusto y el tacto— es una práctica con base empírica para distanciarse de manera inspiradora de los pensamientos de ansiedad, el parloteo mental, el deseo ansioso y la negatividad emocional. Las prácticas de enraizamiento se han mostrado útiles incluso cuando alguien está experimentando un trauma, recuerdos de hechos traumáticos, trastorno de estrés postraumático u otros niveles extremadamente altos de negatividad.

Las prácticas de enraizamiento no sustituyen a otros métodos a largo plazo de tratamiento del trauma o de los recuerdos recurrentes de este. Pero son importantes porque sirven como un medio eficaz y valioso de ayuda a que los pacientes se autorregulen en los momentos en que la negatividad se activa. La habilidad de practicar el enraizamiento casi en cualquier parte puede ser especialmente útil cuando no se dispone de otros recursos.

Para clientes o pacientes con ansiedad que a menudo están «en sus cabezas», la «Práctica de enraizamiento RETEEVO» constituye un método ideal para implicar todos los sentidos y volver al momento presente. La práctica permite también desarrollar la confianza del paciente en su capacidad de reducir la negatividad y tener un mayor control.

CONSEJOS PARA TRABAJAR CON LOS CLIENTES

El documento que viene a continuación integra diferentes formas de enraizamiento consciente. La «Práctica de enraizamiento RETEEVO» utiliza los cinco sentidos.

- Como preludio a la «Práctica de enraizamiento RETEEVO», comienza con la herramienta 11, «El poder de la respiración». Esto familiarizará al cliente o paciente con la respiración diafragmática, o práctica de la respiración abdominal, inherente a la «Práctica de enraizamiento RETEEVO».
- Quizás quieras unir esta práctica a la presentación de un segundo método de enraizamiento:

  → La herramienta 23, «Algo agradable aquí y ahora», ofrece una forma de enraizamiento visual y mental basado predominantemente en imágenes, objetos e incluso memorias amables.

Puede ser útil seguir los pasos siguientes cuando se está trabajando con los clientes:

1. Haz que se califiquen a sí mismos en una escala del 1 al 7 antes de guiarlos por cada una de las prácticas (siendo 1 el nivel más bajo de reactividad emocional y 7 el más alto).

2. Lee el documento como un guion para conducir al cliente a través de una demostración de la «Práctica de enraizamiento RETEEVO». (Opcionalmente, como se ha dicho antes, puedes enseñar también la herramienta 23, «Algo agradable aquí y ahora»).

3. Inmediatamente después de experimentar los métodos de enraizamiento, haz que el cliente o paciente vuelva a calificar su nivel de reactividad o negatividad emocional en la escala del 1 al 7.

4. Decide con el cliente cuál de los métodos de enraizamiento consciente ha sido más efectivo.

5. Ofrece documentos de los métodos de enraizamiento para que los pacientes se los lleven a casa como guías prácticas.

PREPARACIÓN DEL CLIENTE PARA UTILIZAR EL ENRAIZAMIENTO RETEEVO

Recomienda a los clientes que se preparen para enraizarse haciendo lo siguiente:

- Practica siempre el enraizamiento antes de intentar utilizarlo en una situación del mundo real. El enraizarse consciente es una habilidad, y las habilidades llevan su tiempo de aprendizaje. Intenta practicar durante al menos diez minutos al día, o más, durante una semana.

- Lleva el documento de enraizamiento contigo, o grábalo y lleva la grabación contigo. Síguela si es necesario cuando utilices tu método de enraizamiento preferido.

- Si es posible, realiza tu enraizamiento cuando no vayan a afectarte interrupciones ni distracciones.

- Enraízate todo el tiempo que necesites para calmarte o centrarte.

Documento: PRÁCTICA DE ENRAIZAMIENTO RETEEVO

Instrucciones

QUÉ: RETEEVO es un acrónimo que representa seis potentes habilidades de enraizamiento (respiración, emoción, tacto, escucha, estiramiento intencional, vista y olfato) que te ponen en contacto con todos tus sentidos. Esto te permite apartar la atención de los pensamientos de ansiedad o negativos y centrarla en tu entorno de una manera más positiva.

CUÁNDO: Utiliza RETEEVO cuando notes una sobrecarga emocional, como cuando situarías tu estado negativo o de ansiedad entre el 5 y el 7 en la escala del 1 al 7, donde 1 es la menor negatividad y 7 la más elevada.

CÓMO: Los cuatro pasos para practicar la «forma larga» de RETEEVO son los siguientes:

Paso 1. Observa cuándo entras en un estado de sobrecarga emocional, algo que puedes hacer estableciendo tu nivel de negatividad. No tienes que esperar hasta alcanzar un nivel «alto» para hacer el enraizamiento. De hecho, es una buena idea empezar con la práctica antes, cuando percibas que tu nivel de negatividad está por el medio, sobre el 4 o el 5.

A continuación, en el espacio en blanco, escribe las claves que te permiten saber cuándo estás en un nivel 5-7 de sobrecarga emocional. Dicho de otro modo, ¿cómo percibes tu sobrecarga emocional, qué sensación tienes? (Por ejemplo, podría ser una sensación corporal, querer llorar, una emoción de rabia o de impotencia, etc.). El truco está en observar esto antes de reaccionar emocionalmente de una manera exagerada, o durante la sobrecarga emocional.

Paso 2. Mira alrededor y describe tu entorno con una frase única, siguiendo con la intención de practicar las habilidades de conciencia RETEEVO. Esto podría formularse como: «Estoy en el salón de casa, y estoy practicando las habilidades del estar consciente y enraizado». El propósito de esto es centrarte en el momento presente. Practica esto justo ahora, escribiendo debajo un ejemplo de afirmación intencional:

....

....

....

....

....

Paso 3. Busca un lugar en el que puedas pasar aproximadamente entre cinco y siete minutos para practicar en paz. Puedes hacerlo también aunque haya personas presentes, pero es mejor cuando las distracciones están limitadas.

Paso 4. A través de las habilidades de conciencia sensorial y enraizamiento del RETEEVO, te reciclarás. Puedes estar aproximadamente entre un minuto y un minuto y medio con cada una de las habilidades de enraizamiento RETEEVO. Justo ahora, practica cada una de las seis habilidades de enraizamiento como se describen a continuación:

R (respiración). Durante el primer minuto, utiliza la práctica de respiración diatragmática para permanecer enraizado en la respiración. Al pasar a los otros sentidos, sigue manteniendo un 25 % de tu conciencia en tu respiración.

¿Cómo te sentiste al hacer esta primera parte del ejercicio?

....

....

....

....

E (emoción). Durante un minuto o minuto y medio, permítete experimentar tus emociones y sentimientos con una actitud de aceptación, sin apartarlos ni apegarse a ellos. Limítate a nombrar o etiquetar tus emociones como si lo hicieras desde una distancia segura, sin añadir ningún juicio de bueno o malo; solamente di «sentimiento de rabia» o «sentimiento de tristeza». Puedes incluso especificar dónde lo sientes en el cuerpo, como «tensión en el estómago» o «mandíbula apretada». Mientras sigues haciendo esto, observa si los sentimientos son menos intensos o cambian.

Practica dando nombre a tus emociones corporales y tus sentimientos en el espacio que hay a continuación. Si no estás seguro de qué nombre poner a la emoción, inténtalo lo mejor que puedas y escríbelo de cualquier modo. Así llegas a conocer tus sentimientos un poco más de cerca.

Si hay alguien implicado en tu sobrecarga emocional, pasa otros treinta segundos o un minuto para darte cuenta de si te resulta posible experimentar empatía respecto a esta persona. Empatía significa imaginar cómo sienten los demás. No quiere decir que ellos estén en lo cierto y tú estés equivocado, o al contrario. Solo quiere decir que podrías entender cómo pueden sentirse. Si no sientes empatía, date cuenta de ello, sin más. Cuando termine el minuto, sigue adelante. ¿Qué pensamientos te vinieron mientras hacías esta parte del ejercicio?

T (tacto). Durante un minuto, practica el tacto relajante. Lleva las manos a la altura del corazón, con las palmas una frente a la otra a unos centímetros de distancia. Percibe el calor que puedas experimentar y presta atención a tus pulsaciones hasta que puedas sentirlas en las manos. Luego, haz tres respiraciones; con cada una, llena de energía positiva el espacio que hay entre las palmas. A continuación, júntalas lentamente, comprimiendo la energía. Frótalas vigorosamente entre sí durante unos segundos.

Ahora, colócate las manos sobre los ojos durante unos momentos, luego una sobre cada sien y después sobre la parte trasera de la cabeza. Permite que la energía de tus manos te relaje y te suavice. A continuación, puedes colocar las palmas sobre la parte superior del pecho y lentamente bajarlas al corazón, el vientre, las pantorrillas y los tobillos. Finalmente, deja que los brazos cuelguen a los lados y sacude las manos durante unos segundos para liberar cualquier tensión que siga quedando.

¿Qué pensamientos te vinieron mientras hacías esta parte del ejercicio?

....

....

....

....

....

E (escucha). Durante un minuto, sintoniza con los sonidos de tu entorno. Permite que tu escucha y tu conciencia se expandan para captar todos los sonidos posibles, incluso los que haces al respirar, moverte en la silla, etc. Intenta escuchar cada uno sin ponerle nombre ni etiquetarlo. Solo date cuenta de cada sonido que tiene lugar de instante en instante, segundo a segundo.

Una vez más, escribe a continuación los pensamientos que pasaron por tu mente mientras hacías esta parte del ejercicio.

....

....

....

....

....

E (estiramiento intencional). Durante el minuto siguiente, establece una intención sencilla y síguela conscientemente. Podría ser la intención de estirar el cuello girando la cabeza de derecha a izquierda en un movimiento circular relajante. O puedes tener la intención de levantar los brazos por encima de la cabeza al mismo tiempo que inspiras y bajarlos luego mientras espiras.

Es una buena idea pensar en una intención que te ayude a liberar la tensión y la opresión del cuerpo.

En el espacio que viene a continuación, escribe algunos movimientos suaves del cuerpo (como los mencionados u otros) que podrías emplear como intención y que te ayudarían a relajarte.

_____

_____

_____

_____

V/O (vista/olfato). Durante el último minuto, o un poco más, utiliza los sentidos del olfato y la vista con curiosidad. Haz esto sin pensar acerca de la función de un objeto, o si te gusta o te disgusta. Solamente mira alrededor y observa en detalle todas las formas, los tamaños y los colores de los objetos que puedas, percibiéndolos con una actitud de apertura, asombro infantil e interés. Percibe también las diferentes fragancias que hay en el entorno.

Mira alrededor de la habitación o el entorno en el que te encuentres en este momento. Después de haber pasado un cierto tiempo explorando, anota en el espacio que hay a continuación algunas de tus observaciones acerca de lo que has visto y olido a tu alrededor:

_____

_____

_____

_____

Has terminado. ¡Felicidades por acabar esta práctica de enraizamiento RETEEVO! Ahora que has finalizado, continúa y vuelve a valorar tu nivel de negatividad emocional en la escala del 1 al 7. ¿Cómo ha cambiado tu puntuación?

Si el enraizamiento ha sido útil, escribe ejemplos de momentos en los que esta práctica podría haberte beneficiado en el pasado, y también cómo podrías utilizarla en el futuro. Recuerda que el enraizamiento RETEEVO es como cualquier otra habilidad. ¡Cuanto más practicas y la utilizas, mejor lo haces!

....

....

....

....

PRÁCTICA OPCIONAL. *Escaneo rápido del enraizamiento RETEEVO.* ¡A veces no tienes cinco o seis minutos para descargar la sobrecarga! Afortunadamente, puedes escanear todas las habilidades del enraizamiento RETEEVO en tan solo un minuto o menos.

Igual que antes, puedes establecer y luego volver a determinar tu nivel de negatividad emocional en la escala del 1 al 7, tanto antes como después de hacer el «Escaneo rápido del enraizamiento RETEEVO».

Ten la intención de realizar el escaneo rápido RETEEVO. A continuación, formula cada letra y la palabra que representa. Luego, sigue con una breve experiencia, tal como se indica a continuación:

R (respiración): Realiza una o dos respiraciones diafragmáticas profundas y satisfactorias.

E (emoción): Escanea rápidamente tu cuerpo desde la cabeza hasta la punta de los pies, detectando alguna emoción o sensación en él. Dale nombre a esa emoción.

T (tacto): Lentamente, toca algo que tengas cerca o presiona los pies contra el suelo.

E (escuchar): Percibe un único sonido que esté teniendo lugar en este mismo instante, aunque sea el de tu respiración.

E (estiramiento intencional): Formula la intención sencilla de hacer un único estiramiento, y hazlo a continuación.

V/O (vista y olfato): Observa un objeto que haya delante de ti y realiza una inspiración profunda para ver qué olor puedes detectar en el entorno.

Percibir y puntuar la ansiedad del cuerpo

ESTILOS DE APRENDIZAJE

Los siguientes estilos de aprendizaje son compatibles con esta práctica:

Verbal-lingüístico
Visual-espacial
Reflexivo-intrapersonal

PENSAMIENTOS PARA LOS TERAPEUTAS

Con cuarenta millones de estadounidenses haciendo frente a la ansiedad cada día, los trastornos de ansiedad constituyen el tema dominante en el ámbito de la salud mental. A menudo los pacientes se centran excesivamente en las sensaciones corporales y luego superponen pensamientos catastróficos a esas sensaciones. Muchos pacientes con ansiedad preferirían quedarse «arriba, en la cabeza», y no descender al cuerpo. Desafortunadamente, esto no hace sino crear más resistencia y aumentar el miedo y la ansiedad. En este caso, el enfoque del mindfulness está destinado a ayudar a que los individuos se hagan amigos de su cuerpo y aprendan poco a poco a habitarlo y a arraigarse en él.

Los pacientes que luchan con la ansiedad a menudo no pueden distinguir entre la sensación y el pensamiento. El pensamiento de ansiedad termina totalmente entrelazado con la sensación, como un único tejido. A través del proceso de observación utilizado aquí, descubrirán que las sensaciones corporales son solo sensaciones. Además, aprenderán de primera mano cómo estas sensaciones son siempre cambiantes, dinámicas y transitorias.

Un segundo beneficio de esta práctica de conciencia corporal es que las señales y las sensaciones del cuerpo se convierten en objeto de la conciencia. Esto es como dar un paso atrás para percibir lo que está ocurriendo, más que verlo y experimentarlo a través de los propios ojos. Esta es una manera eficaz y segura de distanciarse de cualquier sensación corporal de ansiedad, temible o espantosa. Es importante darse cuenta de que no se trata de disociarse del cuerpo. Más bien es un medio intencional y consciente de retroceder para observarlo cuidadosamente.

Además, etiquetar una sensación en el cuerpo tiene otra función importante. Dar nombre a las sensaciones corporales implica a la corteza frontal del cerebro. Luego, la corteza frontal envía señales inhibitorias a esa parte del cerebro (la amígdala) que desencadena la respuesta de luchar, huir o quedar paralizado.

CONSEJOS PARA TRABAJAR CON LOS CLIENTES

Al ayudar a que los clientes que sufren ansiedad desciendan al cuerpo, puede ser útil:

- Comenzar lentamente. Quizás quieras que hagan una especie de precalentamiento con la siguiente práctica de centramiento corporal:
  → Herramienta 12, «Conectar con el momento presente».
- Normalizar el proceso explicando que hacerse amigo del cuerpo lleva tiempo. Desarrollar la paciencia es un aspecto importante de esta práctica.

- Cuanto más frecuentemente se practica dar nombre a las sensaciones y puntuarlas, más beneficio se derivará de ello. Puede ser útil practicar incluso cuando no se siente ansiedad.
- Identificar la causa de la ansiedad. Algunas ansiedades, por ejemplo, se producen no debido a traumas o condicionamientos pasados, sino a causa del trabajo diario y el estrés de la vida. El cuerpo es un sistema de aviso efectivo en lo que respecta a las señales de estrés. Reconocer esas señales es importante, y los clientes pueden responder mejor percibiéndolas y respetándolas, así como hallando modos de reducir, gestionar o prevenir el estrés diario.
- Para aumentar el compromiso de los clientes con esta u otras prácticas conscientes, pregúntales si creen que vale la pena dedicar tres minutos al día a cuidarse a sí mismos de este modo. Remítete al consejo 2, «Hacer que el mindfulness sea efectivo», para mayor información sobre el uso de *la pregunta de los tres minutos* para clientes.

Documento: PERCIBIR Y PUNTUAR LA ANSIEDAD DEL CUERPO

Instrucciones: Con este ejercicio aprenderás a prestar atención, de un modo totalmente nuevo, a las sensaciones de ansiedad que se manifiestan en el cuerpo. Es una práctica que puede acompañarte a cualquier parte siempre que sientas ansiedad. ¡Es también un modo útil de «bajar al cuerpo» en cualquier momento del día, aunque solo sea para decir «hola» y familiarizarte más con este precioso regalo que todos poseemos!

No hay mejor sistema de detección que el cuerpo para señalarnos que podemos estar desequilibrados en alguna situación —pasada o presente— de nuestra vida. Ya se relacione la señal corporal con un antiguo trauma, una situación vital difícil o el estrés, la capacidad de percibir estas señales de aviso puede ayudar a responder más rápidamente y de manera más eficaz.

Recuerda, ¡nadie está inmunizado contra la ansiedad! Mediante «Percibir y puntuar la ansiedad del cuerpo» puedes estar presente a ella y gestionarla de un modo sano. La práctica de darse cuenta de las sensaciones lleva un tiempo, de modo que sé amable contigo mismo mientras aprendes cómo hacerla. Si es posible, haz esta práctica en un lugar tranquilo, para poder observar las sensaciones en detalle. Sigue los seis pasos que se indican a continuación:

1. Comienza esta práctica en cuanto percibas cualquier sensación de ansiedad. Si esperas a estar en pleno ataque de ansiedad, ¡puede ser difícil incluso practicar esta técnica! Cuanto más realices esta práctica, más fácilmente comenzarás a notar el surgimiento inicial de la ansiedad, ya sea una opresión en el pecho o una respiración más superficial de lo normal.

2. Junta las manos y presiona con los talones en el suelo como un modo de enraizarte en el cuerpo. Presiona durante unos cinco segundos, luego espira para dejar que el estrés se vaya.

3. Lleva la atención allí donde sientas ansiedad en el cuerpo y responde las preguntas que siguen. Si estás solo, puedes formular las respuestas en voz alta o escribirlas en el espacio que se ha dejado para ello. Si estás con otros al experimentar ansiedad, basta con que digas las respuestas mentalmente.

a. ¿En qué parte del cuerpo percibes la sensación de ansiedad? Nombra tantos lugares diferentes como puedas, desde la sensación más fuerte hasta la más ligera.

b. ¿Cómo puntuarías el nivel de ansiedad en una escala del 1 al 7, donde 1 es el nivel más bajo de ansiedad y 7 el más alto? Escribe a continuación ese número.

c. Si la sensación de ansiedad tuviera nombre, ¿cuál le pondrías?

d. Si la sensación de ansiedad tuviera un color, ¿qué color sería?

e. Si la sensación de ansiedad tuviera una forma, ¿cuál sería?

f. Si la sensación de ansiedad tuviera un tamaño, ¿cómo sería de grande o de pequeña?

g. Si la sensación de ansiedad tuviera un peso, ¿cómo sería de pesada?

4. Durante un minuto, haz varias respiraciones lentas, serenas y suaves. Mientras las realizas, puedes visualizar o imaginar que este aliento viaja al lugar en el que estás experimentando la sensación de ansiedad. Permite que la respiración llene esa área. Con cada espiración puedes visualizar la sensación de que el cuerpo se limpia. Opcionalmente, en lugar de centrarte en la respiración puedes observar la sensación con toda la curiosidad que puedas. Como un surfista cabalgando una ola, mira si puedes surfear la sensación de ansiedad, percibiendo con todo detalle cada pequeño cambio a medida que aparece y desaparece, igual que una ola del océano.

5. Al final del minuto, vuelve al paso 3 y puntúa de nuevo el nivel de la sensación en una escala del 1 al 7, respondiendo también a las preguntas sobre el nombre, el tamaño, la forma, el color, el peso, etc.

6. Sigue observando la sensación durante cinco minutos, percibiendo cómo cambia a cada instante, aunque sea sutilmente.

Reflexiones: ¿Qué has aprendido al percibir y puntuar tu sensación de ansiedad?

....

....

....

....

....

¿Cuándo puedes programar como una práctica diaria «Percibir y puntuar la ansiedad del cuerpo» como una manera de darte cuenta de los primeros signos de ansiedad?

....

....

....

....

....

Visualizar la calma

ESTILOS DE APRENDIZAJE

Ten en cuenta que si bien esto es una visualización, los detalles de una visualización determinada pueden contener también lenguaje y movimiento, y por tanto es compatible con los estilos de aprendizaje siguientes:

Verbal-lingüístico
Visual-espacial
Musical-sónico
Corporal-cinestésico-táctil

PENSAMIENTOS PARA LOS TERAPEUTAS

La práctica de la visualización, o del ensayo mental, se ha utilizado desde hace mucho para ayudar a todo tipo de personas, desde los deportistas profesionales hasta los comandos de élite de la Marina, a mejorar el rendimiento. La ventaja de una visualización consciente para la terapia es que puede practicarse casi en todas partes. Es más, se ha demostrado que ayuda a reconfigurar el cerebro desde dentro. Supongamos, por ejemplo, que alguien visualiza que es entrevistado para un trabajo, antes de que la entrevista tenga lugar. Eso significa que cuando va a la entrevista real, en realidad es la segunda vez que la tiene.

Naturalmente, la primera experiencia, aunque sea mental, ayudará a prepararse para la manera de actuar o responder en la situación «real». Algunos estudios que comparan el ensayo mental con la práctica real han mostrado que en ambos casos tiene lugar una actividad cerebral similar. El ensayo mental, consistente en visualizar, puede adaptarse a muchas situaciones diferentes. Puede ayudar a activar o crear energía en alguien que esté aislándose, o puede utilizarse para producir un estado de calma y menor ansiedad en quienes encuentran que ciertas situaciones la desencadenan.

CONSEJOS PARA TRABAJAR CON LOS CLIENTES

* Combina esta práctica con la respiración diafragmática (herramienta 11, «El poder de la respiración»), que es útil para el control de la excitación y para calmar el núcleo emocional del cerebro.
* Practica la visualización con gran atención para implicar todos los sentidos: la vista, el oído, el tacto, el olfato y el gusto.
* Asegúrate de que los clientes completan satisfactoriamente la actividad imaginada en su ensayo mental.

Documento: VISUALIZAR LA CALMA
Visualizar la calma (circunstancial)

Instrucciones: En este ejercicio aprenderás cómo utilizar el poder de la visualización, o ensayo mental, para encontrar una mayor sensación de calma cuando te enfrentes a una situación que sea generadora de angustia o ansiedad. La visualización mental, por ejemplo, ha mostrado ser efectiva con los deportistas, ya que los ayuda en la práctica real, así como a prepararse para gestionar el elevado nivel de estrés de la competición.

Esta práctica funciona porque el cerebro responde como si estuviera experimentando la visualización realmente. Ahora bien, lo que es importante es hacer que participen todos los sentidos en tu imaginación mental. Recrea el escenario de la calma con todo el detalle que puedas. Esto significa darte cuenta de todo lo que ves, oyes, hueles, de las texturas y de cualquier otra sensación que te rodee. Como en la película *Avatar*, en la que el protagonista estaba vinculado a un avatar que su mente controlaba, puedes pensar en esta visualización ¡como si fuera tu propio avatar en 3D!

Previsualización:

1. Identifica la actividad durante la que sientes ansiedad. Escríbela en el espacio siguiente:

....

....

....

....

2. A continuación, identifica cuándo empezaste a experimentar la sensación de ansiedad. ¿Cómo es esa sensación? Escríbelo aquí:

....

....

....

....

3. Ahora, identifica lo siguiente: ¿qué estás haciendo generalmente antes de que empiece la sensación de ansiedad? ¿En qué piensas? ¿Qué sientes?

....

....

....

....

Visualización:

En tu visualización, imagínate en el momento justo anterior a percibir la sensación de ansiedad. Contémplate totalmente relajado, en calma, tranquilo, aunque sepas que vas a enfrentarte a una situación que en el pasado te ha provocado sentimientos de ansiedad.

Ahora, imagínate a ti mismo o a tu avatar entrando en la situación al mismo tiempo que sigues totalmente cómodo y relajado. Observa todas las personas, los objetos de la habitación, los sonidos y las cosas que ves a tu alrededor. Puedes percibir incluso los olores que hay en el espacio. Es importante que mentalmente te veas consiguiendo estar en calma en tu visualización. ¡Si en algún momento te sientes tenso o con ansiedad, recuerda que se trata de tu visualización! Siempre puedes congelar la acción, hacer marcha atrás y volver al momento en el que te sentías seguro y en calma. Luego, comienza a realizar de nuevo la visualización. Sigue conectado a tu respiración suave mientras la llevas a cabo.

Al acabar el ensayo mental, practica otra vez... ¡y otra! Siempre puedes imaginarte cada vez más confiado y relajado, lo que te permite ser más flexible y te ayuda a prepararte para cualquier suceso imprevisible que pueda ocurrir cuando estés en tiempo real.

Reflexiones: ¡Enhorabuena por completar este ensayo mental! ¿Cómo viviste el hecho de efectuarlo con éxito?

Piensa de qué manera, aunque sea pequeña, este ensayo mental puede marcar una diferencia para ti y para otros. ¿Cómo podrías practicarlo cada día durante cinco minutos? ¿Dónde y cuándo podrías hacerlo?

VISUALIZAR LA CALMA EN EL MOMENTO DURANTE TRES MINUTOS

Esta es una segunda práctica de visualización, y es para esos instantes en que necesitas calmarte y contrarrestar los sentimientos generales de ansiedad y caos en el momento presente, antes de que te sobrepasen. Para esta visualización, te basarás en tu historia personal. ¿Hay algo o alguien del pasado que te ha ayudado a encontrar paz o calma? Puede ser cualquier objeto, sonido, color o incluso un miembro cariñoso de la familia o un amigo. Incluso si este recurso no está disponible en el momento de tu ansiedad, puedes echar mano de tu memoria para ensayar mentalmente una visualización detallada que te produzca alivio.

Durante los tres minutos siguientes, visualiza, con todos los detalles posibles, uno o más de los elementos siguientes, que sean de tu preferencia, y te resulten tranquilizadores y motivadores:

- Color favorito
- Persona sabia favorita
- Comida sana favorita
- Canción o sonido favorito
- Lugar tranquilo favorito

- Animal favorito
- Entorno natural favorito
- Cita favorita
- Actividad tranquilizadora

Liberarse de la trampa del mono

ESTILOS DE APRENDIZAJE

Los siguientes estilos de aprendizaje son compatibles con esta práctica:

Verbal-lingüístico
Reflexivo-intrapersonal
Existencial-búsqueda del sentido

PENSAMIENTOS PARA LOS TERAPEUTAS

Unas cuantas metáforas que significan ansiedad en el cuerpo incluyen frases como *estar encogido*, *tener los puños apretados* o *tener un nudo en el estómago*. La pregunta es: ¿cómo podemos ayudar a los clientes que están encogidos a que aflojen y acepten las cosas como son? ¡Aunque sea un poco! No es una tarea fácil, pero el documento siguiente ofrece una meditación táctil y visual para soltar. ¡Demuestra también lo fácil que es quedar atascados y seguir apegados a eso que podría estar causándonos un dolor y un sufrimiento indecibles! De hecho, podemos tener una muy buena razón para no desear soltar.

La historia y la meditación del documento siguiente la utilicé anteriormente en mi libro *The Mindfulness Code* [El código mindfulness]. En el contexto original, la historia y la meditación tenían que ver con soltar el deseo ansioso. Pero en el cuadro más amplio tiene que ver con soltar cualquier cosa a la que estemos fuertemente, o en algunos casos obsesivamente, apegados.

Se basa en una historia que leí sobre cómo los cazadores utilizaban un método en particular para capturar monos. No estoy seguro de si el método es verdadero o no, pero algo está claro: es un ejemplo ilustrativo, una buena metáfora de cómo podemos quedarnos encogidos y helados en el sitio. Es más, demuestra cómo podemos, sin esfuerzo, liberarnos del sufrimiento por medio de soltarlo. Como es obvio, nunca es realmente tan sencillo ni tan fácil.

CONSEJOS PARA TRABAJAR CON LOS CLIENTES

- Antes de utilizar la meditación sugerida, haz que los clientes exploren y reflexionen más profundamente acerca de qué trampas para monos existen en sus vidas, y cómo sería poder liberarse de ellas.

  → Las trampas para monos pueden adoptar la forma de un sistema de creencias rígido, de sentimientos de inadecuación e inutilidad, etc., que conducen al cliente a experimentar ansiedad.

  → Las trampas para monos también pueden ser estilos de pensamiento poco realistas, como un pensamiento basado en los «deberías», un pensamiento catastrofista, el perfeccionismo, personalizar de manera inadecuada, etc.

  → Al trabajar con un pensamiento perfeccionista, considera la posibilidad de combinar esta práctica con la herramienta 20, «Superar el perfeccionismo».

- La historia y la meditación son un punto de partida, no una solución final.
- Abandonar viejos hábitos y liberarse de la ansiedad puede resultar frustrante y espantoso. Son reacciones naturales.
- Practica, practica, practica, porque soltar las ansiedades es una habilidad.

**Documento: HISTORIA Y MEDITACIÓN:
CÓMO LIBERARSE DE UNA TRAMPA PARA MONOS**

¿Sabías que los cazadores tienen un modo especial de capturar monos? Vacían una calabaza o usan un contenedor y colocan alimento dentro. La calabaza se fija en el suelo, y hay un agujero de un tamaño ajustado a la mano del mono para que esta pueda introducirse y agarrar el tentador bocado.

Pero tiene truco... y consiste en que una vez el mono agarra la comida con el puño cerrado, su mano es demasiado grande para poder sacarla. El mono podría desatascarse soltando la comida y sacando la mano. Sin embargo, el férreo control del apego, la codicia y el deseo de esa comida mantienen la mano apretada. El mono está atrapado tan solo por su no querer soltar.

Esta es una potente metáfora de nuestro propio «bloqueo», o de cualquier momento en el que estamos atrapados por una creencia mantenida de manera firme, una idea rígida o un deseo que nos deja paralizados en el lugar. Además de sentirnos atascados, es probable que experimentemos sentimientos de impotencia y desesperanza. Afortunadamente, podemos aprender aquello que un mono apresado en una trampa no sabe: el secreto para liberarse de casi cualquier ansiedad que produce una trampa o un sistema de creencias inflexible es aprender a soltar.

Meditación para liberarse de la trampa del mono

Instrucciones:

Antes de leer la meditación, comienza respondiendo las preguntas siguientes para que te ayuden a descubrir las «trampas para monos» de tu propia vida.

Preguntas premeditación: Todo el mundo tiene algún tipo de trampa para monos en su vida. El truco es hacerse consciente primero de la trampa (lo cual el mono no podría hacer) para poder liberarse. ¿Cuáles son las trampas que te provocan ansiedad o tensión? Recuerda que cualquier idea o creencia fuerte —como la necesidad de obtener todo sobresalientes en la escuela o de ser siempre el primero en cualquier cosa que uno haga o el temor a estropearlo todo y no agradar— puede crear ansiedad. Y, sin embargo, encuentras difícil dejar de creer que tienes que lograr algo o actuar de un cierto modo, aunque te provoque un inmenso dolor. Escribe a continuación tus «trampas», aunque todavía creas que son necesarias para ti:

Pregúntate: «¿Con qué fuerza esta idea o esta creencia se aferra a mí, a mi mente y mis emociones?». Incluso puedes puntuarlo en una escala del 1 al 7, en la que 1 significa que no tiene ninguna influencia sobre ti y 7 que te tiene agarrado como un superpegamento. Puntúa también esto en el espacio que hay a continuación:

Meditación de la trampa para monos: Ahora estás listo para la meditación de la trampa para monos. Busca un lugar tranquilo. Siéntate en una silla, adoptando una posición erguida pero relajada.

Visualiza tu «trampa para monos» o la causa de esa ansiedad o malestar e incomodidad situada en la calabaza que el mono agarra. Ahora, imagina que extiendes el brazo y contraes la mano a través del estrecho agujero de la calabaza, y agarras cualquier cosa que sientas que te resulta absolutamente necesario tener. Observa cómo en realidad es una forma de aferrarte a algo, de apego, de deseo ansioso.

Mientras lo tienes en la mano, concéntrate en la tensión con que estás apretando para no perder lo que has agarrado. Sigue sintiendo la sensación que procede de esta manera de agarrar algo y aferrarte a ello.

Ahora, lentamente, date permiso para soltar el deseo, abandonar esa idea o creencia que crees que tienes que albergar. ¿Qué es lo que sería tan horrible si la soltases? ¿Serías un paria, un apestado? ¿No tendrías otras opciones en la vida? ¡Fíjate en cómo el deseo ansioso puede ser tan estrecho, tan limitante y tan poderoso que puede hacernos olvidar otras posibilidades! Al soltar el deseo ansioso, o la trampa del mono que te tiene agarrado, libera la tensión de tu mano.

Emplea al menos dos minutos para destensarte e ir soltando ese deseo ansioso. Puedes decirte: «En este momento, puedo relajar mi mente, mi mano y mi necesidad de aferrarme a aquello que deseo». Poco a poco, abre el puño cerrado. Percibe cómo la sangre vuelve a tu mano. Observa cómo esta tiene libertad de movimiento. Observa la sensación placentera procedente de soltar. Ahora, lentamente, saca la mano de la «trampa para monos» y deja detrás de ti el deseo ansioso. Sacude la mano y los dedos durante unos segundos, y saborea la libertad del movimiento completo del que ahora disfrutas.

Utiliza esta sencilla meditación cada día, o cuando necesites ayuda para hacer frente a los sentimientos o las creencias que te constriñen y te mantienen encogido y tenso por la ansiedad.

Reflexiones: ¿Cómo te sentiste al soltar de este modo? ¿Hasta qué punto esta meditación ha cambiado la percepción de tu deseo ansioso o ha reducido la fuerza con la que te sientes o sentías apresado en la «trampa para monos»?

Superar el perfeccionismo: la regla del 70%, o por qué el 7 es el nuevo 10

ESTILOS DE APRENDIZAJE

Los siguientes estilos de aprendizaje son compatibles con esta práctica:

Verbal-lingüístico
Reflexivo-intrapersonal

PENSAMIENTOS PARA LOS TERAPEUTAS

Es fácil caer en la trampa del perfeccionismo. Al fin y al cabo, vivimos en una cultura que está muy orientada hacia el éxito y el logro. Ahora bien, todo tiene un lado oscuro, y la sombra del perfeccionismo es la falsa promesa de controlar los resultados y evitar el dolor que procede de experimentar el desánimo, el fracaso, la pérdida y el rechazo. Si bien la idea de evitar el dolor suena razonable, quizás incluso loable, no hay manera de evitar las pérdidas en la vida, del mismo modo que no hay manera de mantener la perfección. En su obra *Present Perfect: A Mindfulness Approach to Letting*

Go of Perfectionism and the Need for Control [Presente perfecto: un enfoque mindfulness para soltar el perfeccionismo y la necesidad de control], el psicólogo Pavel Somov escribe con gran intuición:

> El perfeccionismo cuesta dinero, tiempo y recursos. Los perfeccionistas suelen ser propensos a pegar lo que no está muy roto, a rehacer proyectos enteros al percibir imperfecciones y fallos menores. Si bien el perfeccionismo ofrece la efímera seguridad de la estructura ante la ambigüedad y la incertidumbre de la vida, en última instancia limita tus elecciones y tu sentido de la libertad. En suma, el perfeccionismo es una trampa existencial.

Desafortunadamente, el esfuerzo realizado para intentar ser perfecto y evitar la pérdida o el fracaso en la vida tiene también un gran coste emocional, ya que siembra las semillas de la ansiedad, el miedo al fracaso y la pérdida de la alegría debido a una actitud autocrítica e implacable hacia uno mismo y hacia los demás.

Aceptar el fracaso no quiere decir que uno no se esfuerce por la excelencia. Antes bien, señala que el fracaso y la pérdida constituyen pasos fundamentales hacia el crecimiento personal, porque así es como aprendemos. La resiliencia, la perseverancia y el optimismo se aprenden haciendo frente a las curvas inesperadas de la vida.

El documento que sigue aprovecha las bondades de no controlar los resultados, así como las lecciones útiles que proceden del fracaso.

CONSEJOS PARA TRABAJAR CON LOS CLIENTES

- Investiga el perfeccionismo en la historia familiar de tu cliente.
- Ayúdalo a examinar las ventajas y los inconvenientes del pensamiento y la conducta perfeccionistas.

- Utiliza el documento para ayudar a mejorar la comprensión que el cliente tenga del perfeccionismo. Puedes utilizar esta práctica con la siguiente:
  → Herramienta 19, «Liberarse de la trampa del mono».

Documento: LA REGLA DEL 70% O POR QUÉ EL 7 ES EL NUEVO 10

Instrucciones:

Este documento es una ficha para aprender *La regla del 70% o por qué el 7 es el nuevo 10*. Básicamente, esta regla sugiere que es prácticamente imposible alcanzar de manera constante el 100%, o lograr un 10 perfecto en todo lo que te propones. Puedes intentarlo, pero tendrás que hacer un enorme esfuerzo extra y sudar mucho para conseguir más bien poco a cambio. Piensa en ello de este modo: poner un 20-30% de energía adicional en lo que ya es casi muy bueno o suficientemente bueno puede que no sea un uso práctico de tu tiempo. Para descubrir si es realmente así, contesta las preguntas de la parte 1 de esta ficha para comprender el papel del perfeccionismo en tu vida y ver si te resulta contraproducente. Las preguntas de la parte 2 investigarán si los objetivos sustitutorios muy bueno o bastante bueno tienen fundamento.

PARTE 1

Reflexiones: ¿Retrasas comenzar un proyecto porque sabes que ha de ser perfecto?

....

....

....

Del mismo modo, ¿retrasas terminar los proyectos porque te preocupa que no sean lo suficientemente buenos?

....

....

....

¿Cuánto te preocupa que otros juzguen tu trabajo? ¿Eres tu peor crítico y piensas que podrías haberlo hecho mejor? ¿Crees que cualquier esfuerzo inferior al 100% es un fracaso?

¿Te han dicho los otros que eres muy crítico con ellos? ¿Cómo ha afectado esa actitud a tus relaciones?

Echa un vistazo a las anteriores reflexiones para ver si el perfeccionismo está creando dificultades o causando daños en tu vida o tus relaciones. Ahora, continúa con la parte 2 de esta ficha.

PARTE 2

Redefinir el fracaso: En el espacio en blanco que sigue a continuación, escribe tu propia definición de *fracaso*. ¿Se incluye en ella la importancia del fracaso por lo que te enseña sobre resiliencia, autoaceptación y otros tipos de aprendizaje? Contempla la posibilidad de incluir cómo el fracaso o la pérdida te preparan para éxitos posteriores.

¿Cómo eliminaría la presión autoimpuesta el hecho de soltar el deseo ansioso de un resultado perfecto? ¿Cómo disminuye la ansiedad o la preocupación?

¿Cómo podría ayudarte poner un 70% de tu energía en el objetivo de *muy bueno* o *bastante bueno*? ¡Especialmente dado que el otro 20-30%, de todos modos, nunca podría hacer que algo fuese perfecto!

....

....

....

Ahora, piensa en una experiencia en la que hayas sido excesivamente crítico o hayas quedado insatisfecho con tu trabajo o tu actuación. A continuación, utilizando la nueva definición dada antes, vuelve a evaluar y a calificar lo bien que lo hiciste, utilizando una escala del 1 al 10, en la que una puntuación de 7 (*muy bueno* o *bastante bueno*) en realidad es un 10.

....

....

....

HERRAMIENTAS DE MINDFULNESS PARA LA DEPRESIÓN

Compartir la gratitud

Utiliza esta eficaz intervención centrada en la gratitud para la depresión leve o moderada como una manera de dirigir la atención hacia sentimientos que sean sostenibles y positivos.

ESTILOS DE APRENDIZAJE

La gratitud es una de esas raras prácticas que abarcan toda la gama de estilos de aprendizaje. Por ello, puede experimentarse y adaptarse de maneras que sean compatibles con todos ellos:

Verbal-lingüístico
Visual-espacial
Musical-sónico
Corporal-cinestésico-táctil
Matemático-científico-lógico
Social-interpersonal
Reflexivo-intrapersonal
Naturalista
Existencial-búsqueda del significado

PENSAMIENTOS PARA LOS TERAPEUTAS

La gratitud es una manera de provocar un cambio de conciencia y de la atención. Realmente es una práctica mindfulness fundamental que puede modificar nuestro estado de ánimo y también la forma en que percibimos la realidad. Las investigaciones han mostrado que la gratitud es una práctica de base empírica que resulta útil para la depresión leve y moderada. Un estudio titulado «Contando las bendiciones frente a las cargas: una investigación experimental de la gratitud y el bienestar subjetivo en la vida diaria», llevado a cabo por los psicólogos McCullough, Emmons y Tsang y publicado en el *Journal of Personality and Social Psychology* [Revista de psicología de la personalidad y psicología social], halló que los sujetos que se concentraban en la gratitud y llevaban un diario decían ser más felices y optimistas acerca de sus vidas, e incluso hacían ejercicio una hora y media más a la semana, que los sujetos que no practicaban la gratitud.

En su libro *Grattitude*, la inspiradora escritora Melody Beattie nos recuerda:

> Mira de cerca lo ordinario en tu vida. Mientras agradeces, no olvides expresar gratitud pura por lo bella que es la realidad ordinaria. Nos resulta fácil pasar por alto lo ordinario y darlo por supuesto. El sol sale y se pone, las estaciones vienen y van, y nos olvidamos de lo bello y extraordinario que en realidad es.

Hay muchas formas de expresar gratitud. Está la *gratitud básica* que Beattie expresa en la cita anterior y que incluye esas cosas comunes y corrientes que tan fácilmente damos por supuestas, como un techo sobre nuestra cabeza, un suministro de agua abundante y una cama para dormir, por mencionar solo unas cuantas.

Dando un paso más, está la *gratitud paradójica*, que se aplica a aquello que preferiríamos no tener en nuestras vidas, pero que podemos agradecer de cualquier modo. Quizás somos adictos, pero podemos estar agradecidos por los recursos y apoyos que pueden ayudarnos a avanzar. No es de extrañar que la gratitud constituya una parte importante de los programas de doce pasos para la recuperación respecto de las adicciones.

Trabajar con los clientes sobre la gratitud puede ser una experiencia enriquecedora. Es algo más por lo que estar agradecido.

CONSEJOS PARA TRABAJAR CON LOS CLIENTES

- Observa si la formación religiosa o espiritual de un paciente es compatible con una práctica de gratitud. Todas las tradiciones de sabiduría enfatizan su importancia.
- Halla un modo de hacer que la gratitud sea interpersonal, ya que constituye un camino ideal para construir y fortalecer las relaciones.
- Comparte las ideas de la gratitud básica y la gratitud paradójica con los pacientes, para ver si pueden hallarlas en sus propias vidas.
- La gratitud modifica no solo el estado de ánimo. Puede influir en cómo se experimenta el cuerpo. Ayuda a que tus clientes se percaten de cómo la gratitud los hace sentir en el ámbito corporal; quizá incluso les da más energía.
- Hazles saber a tus clientes que pueden empezar poco a poco. Incluso pensar en un acto de agradecimiento al día o a la semana está bien (recuerda la herramienta 20, «La regla del 70 %, o por qué el 7 es el nuevo 10»).
- Los clientes que encuentren útil «Compartir la gratitud» quizás conecten también con las prácticas siguientes, que se centran en diferentes formas de reconocimiento y agradecimiento:
  - → Herramienta 22, «La técnica GALA».
  - → Herramienta 23, «Algo agradable aquí y ahora»
  - → Herramienta 26, «Saborear el éxito: pasado, presente y futuro».

Documento: COMPARTIR LA GRATITUD

Instrucciones:

¿Has sentido gratitud hoy? *Gratitud* procede de la antigua palabra *gratitudo*, que significa encontrar lo que es agradable o dar gracias, y se relaciona también con las bendiciones antes de las comidas. El beneficio de la gratitud es que cultiva un sentido de apertura, reconocimiento, altruismo y amabilidad. En un sentido muy real, la gratitud es una grúa lo suficientemente grande como para extraerte de los atolladeros profundos de la vida.

La gratitud es sorprendentemente fácil de llevar a la práctica. Depende de dónde sitúes tu atención. Eso lo eliges tú: puedes centrarte en lo que te falta en la vida, o puedes hacerlo en lo que tienes. Como un sabio dijo en una ocasión: «Reza por lo que ya tienes en tu vida y nunca te decepcionarás». Sigue con esta ficha y podrás comprobar lo bien que te funciona esta práctica.

Paso 1. Familiarízate con la gratitud

Para ayudarte a comenzar, revisa las dos categorías de gratitud sobre las que puedes reflexionar. Al mirar esta lista, puedes imaginar cómo sería la vida sin conectar con la gratitud.

GRATITUD BÁSICA DIARIA

- Techo sobre tu cabeza
- Transportes para desplazarte
- Cama para dormir
- Luz del sol
- Salud
- Capacidad de sonreír
- Agua corriente
- Mobiliario en donde vives
- Comida
- Té/café para beber
- Árboles
- Los cinco sentidos
- Electricidad
- Personas amables en tu vida
- Ropa

GRATITUD PARADÓJICA

La gratitud paradójica consiste en sentir agradecimiento por las circunstancias que preferirías no tener en tu vida. Piensa en cualquier cosa que te disguste. Por ejemplo, se podría estar descontento o insatisfecho con cualquiera de estos elementos y circunstancias: el propio coche, las relaciones que uno tiene, las condiciones de vida, el trabajo, la profesión elegida, la familia, los amigos, el sueldo, la pensión de jubilación, los planes para las vacaciones, una pérdida reciente, etc.

Sea lo que sea aquello que te pueda hacer infeliz, piensa por qué hay algo en ello por lo que estar agradecido. Supongamos que se estropea tu coche, pero puedes permitirte pagar al mecánico para que lo arregle. Quizás has perdido una amistad u otra relación importante, pero puedes estar agradecido por aquellos otros que te apoyan durante la pérdida. O puedes estar agradecido por las nuevas puertas que pueden abrirse después de una pérdida, ¡esas luces esperanzadoras que no podemos predecir!

¡Al hacer esto, has descubierto el secreto de la gratitud paradójica!

Paso 2. Lleva un diario de tu gratitud

Utiliza un diario, el bloc de notas de tu móvil o una ficha para seguir la pista a tu gratitud. Durante la próxima semana, escribe a diario de una a tres cosas por las que estés agradecido ese día. Puede ser una gratitud básica, una gratitud paradójica o ambas cosas. Por cierto, tener gratitud por una sola cosa ya está bastante bien, incluso si es tu único motivo de agradecimiento durante toda la semana.

Paso 3. Comparte tu gratitud

Llevar un diario de la gratitud es bonito, porque va creando el almacén de memorias acerca de esta. Pero ¿por qué no llevar la gratitud un paso más allá y compartirla con otros? Compartir la gratitud te ayuda a conectar con los demás en algo que es positivo y que afirma la vida.

Compartir tu gratitud con otros puede hacerse de distintas maneras. He aquí algunas sugerencias:

- Empieza compartiendo tu gratitud, y luego pregunta a los demás (en el trabajo, en casa, en la escuela, etc.) por qué cosas sienten gratitud. Ábrete a las ideas más profundas que surjan de este debate para hallar significado en la vida.

- Escribe una carta de gratitud a alguien que ha hecho algo útil, amable, cuidadoso, impactante o compasivo en relación contigo. Luego, después de escribir tu carta de agradecimiento, compártela con ese individuo. Puedes presentarle la carta o compartir tu gratitud en persona.
- Comparte con otra persona la historia que hay detrás de aquello por lo que sientes agradecimiento.

Reflexiones: Al final de la semana, echa un vistazo a tu diario o tu lista de gratitud. ¿Percibes un tema común? ¿Cómo te sientes al repasar este contenido? ¿Hay algo de lo que escribiste que te sorprenda? Finalmente, escribe cómo puedes continuar utilizando la gratitud y cómo te comprometes con esta práctica.

La técnica GALA

ESTILOS DE APRENDIZAJE

Todos los estilos de aprendizaje son compatibles con esta práctica relacionada con la gratitud:

Verbal-lingüístico
Visual-espacial
Musical-sónico
Corporal-cinestésico-táctil
Matemático-científico-lógico
Social-interpersonal
Reflexivo-intrapersonal
Naturalista
Existencial-búsqueda del significado

PENSAMIENTOS PARA LOS TERAPEUTAS

Cuando pienso en la gratitud, a menudo recuerdo los sentimientos que Robert Louis Stevenson compartió en una carta a un amigo. Escribió: «Es la historia de nuestra amabilidad lo único que hace este mundo tolerable. Si no fuera por eso, por el efecto de las palabras amables, las miradas amables, las cartas amables [...]

estaría inclinado a pensar que nuestra vida es una broma pesada en el peor sentido posible».

Es demasiado fácil minimizar la importancia de la amabilidad; pero es muy valioso tenerla en cuenta. Durante un taller, una profesional de la salud mental compartió con el grupo la historia de cómo perdió su cartera mientras asistía a un congreso de psicología en Nueva York. Volvió al hotel muy disgustada, y cuando un colega le sugirió que intentara experimentar gratitud, sintió ganas de darle un tortazo. Desde su habitación, comenzó el largo proceso de telefonear a las compañías de las tarjetas de crédito para cancelar las que había perdido. En algún momento de todo ese proceso se dio cuenta de que todas esas personas que le estaban ayudando eran extraordinariamente amables, colaboradoras y comprensivas. Conmovida por aquella amabilidad, se dio cuenta de que podía sentirse agradecida por ello. Esto, rápidamente, cambió su estado de ánimo y pasó de sentirse atascada y llena de negatividad a experimentar agradecimiento y aceptación. Unos diez minutos después de haber efectuado las llamadas para cancelar sus tarjetas sonó el teléfono. La recepcionista le dijo que tenía una visita. Como venía de otra ciudad, no reconoció el nombre, pero de todos modos bajó al vestíbulo. Allí, de pie, estaba el hombre en cuyo taxi había estado antes. El taxista tenía en la mano la cartera que se había dejado en el asiento trasero. Esto no quiere decir que abrazar la gratitud hará que las cosas salgan siempre tan bien como en este caso; pero puede cambiar el estado de ánimo de manera espectacular.

«La técnica GALA» es una herramienta que desarrollé para los clientes u otras personas que se encuentran atascados en un excesivo parloteo interno o se hallan haciendo frente a síntomas depresivos. Está pensada como un medio para ahondar en las cualidades que son la amabilidad y la gratitud por medio de hacernos conscientes de las muchas otras cosas de la vida que pueden proporcionar un sentimiento de valía, sentido y reconocimiento. Cada uno de los momentos de «la técnica GALA» aleja la atención de los pensamientos depresivos y negativos, y la lleva hacia algo positivo. Realizar esta práctica una y otra vez reconfigura el cerebro para mirar fuera y localizar aquello que resulta agradable en la vida.

CONSEJOS PARA TRABAJAR CON LOS CLIENTES

- «La técnica GALA» puede aplicarse junto a la herramienta 21, «Compartir la gratitud». Estas dos prácticas encajan muy bien entre sí.
- Esta práctica puede hacerse casi en cualquier lugar. Pregunta a tus clientes cómo pueden llevarla a cabo diariamente o al menos semanalmente.
- Haz que tus clientes traigan su diario GALA para compartir las historias de cómo se dieron cuenta de su valor y cómo afectó a su estado de ánimo.

Documento: LA TÉCNICA GALA

Instrucciones

GALA es un acrónimo que se refiere a un modo de buscar la alegría y el equilibrio. Funciona prestando atención a algunos aspectos positivos de la vida que te rodean todo el tiempo, pero que frecuentemente pasan desapercibidos. ¿Suena fácil? ¡Lo es!

Para empezar, mira cada una de las letras para familiarizarte con lo que representan. Luego, utiliza las pautas que se ofrecen a continuación para comenzar tu propia práctica GALA.

G. Algo por lo que sientes GRATITUD hoy.
- Puede referirse a la *gratitud* más *básica*, como tener comida y agua, luz del sol, un cuerpo que funciona bastante bien, un techo sobre tu cabeza, etc.

- Tu gratitud podría tener que ver también con la valoración de las cosas verdaderamente importantes en tu vida, como una relación estable, un trabajo valioso, una comunidad de amigos que te cuidan, una salud de hierro que te permite experimentar la vida al máximo, etc.

A. Algo nuevo que hayas APRENDIDO hoy.

- Puede ser algo que has aprendido acerca de ti mismo hoy, como darte cuenta de una intuición o una sabiduría que tienes.
- Puede referirse a tener una actitud abierta, de modo que puedas descubrir algo nuevo e interesante acerca de otra persona (aunque sea alguien a quien conociste hace mucho tiempo).
- Puede tener que ver solo con aprender algo nuevo u obtener una nueva perspectiva sobre algo.

L. Un pequeño LOGRO que hayas conseguido hoy.

- A menudo creemos erróneamente que un logro ha de ser algo extraordinario. En realidad, un logro puede ser ese acto ordinario de cuidarse uno mismo o de cuidar a otro. Algunos ejemplos podrían ser:
  → *Dormir suficiente.*
  → *No saltarse comidas y tener una alimentación adecuada.*
  → *Vestirse por la mañana (¡se subestima demasiado!).*
  → *Hacer algo que te lleva (aunque sea un poco) hacia la consecución de un objetivo a largo plazo.*

A. Una ALEGRÍA que te haya conmovido hoy.

- Piensa en algo que te ha hecho reír o sonreír o que te haya provocado alegría.
- Puede ser algo bello que has percibido durante el día.
  → *Pueden servir de ejemplos escuchar el canto de un pájaro, la visión de una flor de colores vivos, reírte con un chiste gracioso, probar una comida, devolver una sonrisa, percibir la agradable sensación del agua que corre por tus manos al lavar los platos, etc.*

Pautas para la práctica GALA

Utiliza un diario, el bloc de notas del móvil o una ficha para llevar la cuenta de esos momentos GALA de los que te des cuenta. Para hacer la práctica en serio, intenta llevarla a cabo a diario durante la próxima semana. Si es posible, intenta darte cuenta de una gratitud, un aprendizaje, un logro y una alegría completamente nuevos cada día.

Si bien puedes hacer la práctica GALA diariamente, también puedes hacerla semanalmente. Lo importante es que escribas lo indicado y lo guardes para mirarlo en el futuro. Una idea es llevarlo en una ficha o algún otro soporte que lleves contigo para que puedas escribirlo cuando suceda.

Al final de la semana, mira tus escritos GALA y responde a las siguientes preguntas:

Reflexiones: ¡Enhorabuena por seguir tu práctica GALA! ¿Cómo viviste el hecho de centrar tu atención de este modo? ¿Cómo te sentiste al empezar a darte cuenta de esos aspectos de la vida cotidiana?

Menciona el modo en que esta práctica te ha beneficiado o ha beneficiado a alguien a quienes tienes cerca.

¿Cómo podrías compartir tus ideas GALA con otros? ¿Cuál es el método más eficaz (diario, semanal) para que sigas utilizando la técnica GALA?

Algo agradable aquí y ahora

ESTILOS DE APRENDIZAJE

Esta práctica anima a los individuos a descubrir lo agradable que hay a su alrededor, utilizando toda la gama de estilos de aprendizaje:

Verbal-lingüístico
Visual-espacial
Musical-sónico
Corporal-cinestésico-táctil
Matemático-científico-lógico
Social-interpersonal
Reflexivo-intrapersonal
Naturalista
Existencial-búsqueda del significado

PENSAMIENTOS PARA LOS TERAPEUTAS

«Algo agradable aquí y ahora» es una práctica sencilla que involucra la atención concentrada de un modo que aparta la atención de los pensamientos negativos y la sitúa en cualquier cosa agradable y suave que ocurra. El hecho de que esta práctica de toma de conciencia sea aparentemente fácil de llevar a cabo es una de sus grandes ventajas. Es muy poco lo que necesita hacerse excepto poner el filtro de la agradabilidad. A través de este filtro, aparece una experiencia diferente que, en algunos casos, puede ser muy profunda.

Escucha, por ejemplo, la historia real de un individuo con depresión grave que aprendió esta práctica en una sesión de terapia. Al volver a la semana siguiente, se le pidió que contase su experiencia de «algo agradable aquí y ahora». Respondió que escuchó el canto de un pájaro, que le evocó la primavera, y luego dijo: «Y eso me dio esperanza». Muy probablemente, el canto del pájaro estuvo allí todo el tiempo. Todo lo que se necesitaba era que ese paciente pusiese el filtro de la agradabilidad para que gozase de una perspectiva completamente nueva.

CONSEJOS PARA TRABAJAR CON LOS CLIENTES

- Utiliza el documento «Algo agradable aquí y ahora» como un guion legible a partir del cual puedes conducir a tus clientes a través del proceso.
  - → Una práctica que encaja bien con «Algo agradable aquí y ahora» es la herramienta 25, «Mis cosas favoritas». Al usarlas juntas, ofrecen muchas oportunidades de reprogramar la atención de un modo positivo.
- «Algo agradable aquí y ahora» ayuda a conectar con los estilos de aprendizaje existentes. Si alguien es visual, por ejemplo, es más probable que esa persona perciba colores u objetos. Observando lo que elige un cliente tendrás una imagen clara de su estilo de aprendizaje.
- La agradabilidad puede practicarse en distintos lugares. La clave para los clientes es ayudarlos a recordar que la tengan en cuenta a lo largo del día.
- Sugiere a tus clientes conectar con lo agradable cada vez que cambian de lugar o de entorno. De este modo, están concentrándose una y otra vez en lo agradable, que es un medio eficaz de crear una habilidad nueva y sana a la hora de enfrentarse a las situaciones.

Documento: ALGO AGRADABLE AQUÍ Y AHORA

Instrucciones:
Esta es una práctica fácil de utilizar que puede ayudarte a apagar el piloto automático y observar tu entorno con un mayor detalle. En particular, vas a utilizarla para tomar conciencia de las cosas positivas y agradables que te rodean. Para practicar esto, es mejor estar sentado en un lugar en el que no te distraigan ni interrumpan.
Cuando estés preparado, sigue este breve texto:

Justo ahora, mira alrededor de la habitación o del espacio en el que estés. Puede ser la sala de terapia, una habitación de tu casa o cualquier otro lugar, incluso un espacio al aire libre.
Con una actitud de curiosidad infantil, mira alrededor y busca algo que te resulte agradable o placentero. Puede ser un color, una forma, un objeto, un sonido, un olor o la textura de algo que puedas tocar. Asegúrate de examinar todo el espacio que te rodea. Si estás en una habitación, gira la cabeza hacia arriba para mirar el techo, luego bájala para ver las paredes y sigue hasta ver el suelo. ¡No dejes que nada te pase desapercibido! Cuando encuentres algo agradable, puedes estar un rato pensando qué es lo que te gusta de eso. Por cierto, si observas muchas cosas agradables, también está bien.
Cuando mires el objeto que encuentras placentero, pregúntate: «¿Qué es exactamente lo que me gusta de él? ¿Es su forma, su tamaño o su color? ¿Me evoca algún recuerdo agradable o feliz?».
Es muy frecuente que la práctica de «Algo agradable aquí y ahora» suscite recuerdos positivos y placenteros. Por ejemplo, puedes hallar una forma curva que te recuerde una ola de agua y su ondulación en el océano. O puedes descubrir un color o un objeto que te traiga a la memoria tu estación del año favorita o algún otro recuerdo positivo. Sea cual sea tu recuerdo, permítete saborearlo todo el tiempo que quieras.
Tras haber experimentado un objeto, sonido o visión agradable, busca otro en la habitación, en el espacio que te rodea. Presta atención, de nuevo, a por qué te gusta. A veces, puede

ser que te percates de un color o sonido favorito que hace que te sientas bien.

¡Buen trabajo por encontrar cosas agradables aquí y ahora! Responde las reflexiones que siguen para pensar sobre cómo puedes utilizar esto diariamente.

Reflexiones: ¿Cómo te has sentido al poner el filtro de «algo agradable aquí y ahora»? ¿Has notado que ayudaba a alejar tu mente de los pensamientos ajetreados o «desagradables»?

La práctica «Algo agradable aquí y ahora» no ocupa lugar en tu cartera ni en tu monedero, de modo que puedes utilizarla allí donde estés. ¿Cómo podría esta práctica ayudarte a ser más consciente y estar más presente en tu entorno?

Directrices para utilizar «Algo agradable aquí y ahora»: Cada vez que cambies de lugar, o cada vez que pases por una puerta y entres en una habitación o un espacio nuevo, esfuérzate por activar «Algo agradable aquí y ahora» para descubrir algo agradable nuevo.

Ahora que has completado con éxito esta práctica, puedes buscar otra vez algo agradable al salir al exterior. Mira alrededor para ver si hay algo agradable que no descubriste antes. Aunque hagas el mismo camino para ir al trabajo cada día, trabajes en el mismo espacio un día tras otro o vivas en la misma habitación, puedes buscar algo nuevo, así como volver a experimentar algo como agradable una y otra vez en este momento.

Haz esto bastante a menudo, y reprogramarás tu cerebro por medio de poner una y otra vez ante ti «algo agradable aquí y ahora». Que lo disfrutes.

Cambiar el canal (de tu historia)

ESTILOS DE APRENDIZAJE

Los siguientes estilos de aprendizaje son compatibles con esta práctica:

Verbal-lingüístico
Social-interpersonal
Existencial-búsqueda de significado

PENSAMIENTOS PARA TERAPEUTAS

¿Has conocido a alguien que estaba atascado en el canal de su historia? ¿Que repetía una y otra vez la misma historia como una grabación en bucle? Eso sucede, y resulta especialmente comprensible cuando hay implicado un trauma o malos tratos. Como terapeutas, esto nos dice mucho acerca de cómo ese individuo puede estar viviendo esa historia cada día. En su libro *Healing the Mind Through the Power of Story* [Sanar la mente a través del poder de la narración], el psiquiatra narrativo Lewis Mehl-Madrona escribe: «Vivimos reactivando y recreando las historias que creemos que son ciertas».

Mehl-Madrona y otros han escrito sobre lo beneficioso que es ampliar nuestra atención por medio de revisar las historias que contamos. Concretamente, las historias pueden servir para redefinir nuestros problemas, organizar nuestros estados de ánimo y fortalecer un sentimiento de seguridad. Esto funciona porque el cerebro es fundamentalmente simbólico y está programado para hallar significado a través de las narraciones.

CONSEJOS PARA TRABAJAR CON LOS CLIENTES

- Ayuda a tus clientes a pensar en la antigua narración del canal de su historia de un modo nuevo, mirando las cualidades positivas que pone de manifiesto. Esta perspectiva de las cualidades puede ayudar a que reescriban o revisen la vieja historia.
- Puedes combinar este ejercicio con la herramienta 27, «Identificar las cualidades y diario de las cualidades», como una manera de redefinir y ampliar la propia historia centrándose en las cualidades y las capacidades personales entrañables (y duraderas).
- Guía a tus clientes para que encuentren una historia que respalde un sentimiento de seguridad y de calma.
- Un buen ejercicio de mindfulness podría ser que los clientes contasen el número de veces al día que se narran a sí mismos el relato del canal de su historia. En esos momentos, pueden redirigir la conciencia o remitirse al documento.

Documento: CAMBIA EL CANAL (DE TU HISTORIA)

Instrucciones:
Nuestras historias personales desempeñan un papel importante en nuestras vidas, pero si una historia antigua (y quizás dolorosa) ha estado reproduciéndose en tu cabeza durante mucho tiempo, puede que sea el momento de hallar una historia diferente en la que

centrarte ¡o, al menos, descansar de la vieja historia para poder tener un respiro! Si bien la vieja historia está ahí por una razón (y siempre puedes elegir volver a ella en cualquier momento), es esencial saber que también tienes la posibilidad de revisarla, o encontrar otras historias válidas que te ayuden a reconocer tus cualidades y sentirte más al frente de tu vida.

El propósito de este documento es ayudarte a hacerte consciente de tus historias y a que pienses en utilizarlas de un modo nuevo. Las cuestiones siguientes te guiarán a través del proceso de explorar y tener en cuenta nuevos modos de tratar una historia antigua que se repite. Recuerda también que esto es tan solo un enfoque para tratar con las viejas historias. Hay muchos métodos para reevaluar y eliminar el dolor del trauma o de los malos tratos.

Lo que viene a continuación son seis prácticas diferentes para que investigues tus historias de un modo nuevo. Cuando utilices cada práctica, piensa en ella como si tuvieras el mando a distancia de la televisión en la mano. Cada método te proporciona un modo de hacer clic en el mando y pasar de la vieja historia (o el canal de tu historia) a una nueva cuando quieras. ¡Feliz creación y narración de la historia!

Práctica 1. Cuenta la vieja historia y céntrate en algo alejado de ella

¿Has pensado en contar el número de veces que la vieja y desdichada historia emerge a lo largo de un día?

a) *Durante los próximos siete días, sígueles la pista a tus viejas historias (en una hoja de papel, el bloc de notas del móvil, etc.). Cada vez que te aparezca la historia, apúntalo.*

Por otra parte, date cuenta de que el solo hecho de que una historia salte a tu cabeza no quiere decir que tengas que responder a ella. ¡Como en el caso de un disco rayado, puedes levantar la aguja del tocadiscos y buscar otra canción!

b) *Después de contar la historia, cambia de canal para buscar una historia diferente, más edificante, utilizando una o más de las prácticas siguientes.*

No te preocupes por la cantidad de veces que surja la vieja historia. Sigue cambiando de canal cuando lo haga.

Práctica 2. Busca historias alentadoras que ofrezcan seguridad y calma

Piensa durante un tiempo en una historia de tu pasado en la que te sentiste seguro y en calma. Quizás estabas con alguien que hacía que te sintieses seguro; tal vez era un maestro de la escuela primera, un abuelo o un amigo. Escribe la historia a continuación. Recuérdala con todo el detalle que puedas. Aunque se trate de algo sin demasiada importancia, permítete saborearlo y volver a experimentarlo. Asegúrate de incluir lo visto, oído, olido y cualquier otra sensación de ese recuerdo seguro y relajante.

_____

_____

_____

_____

_____

_____

Práctica 3. Recuerda historias de fortaleza, resiliencia y esperanza

Para esta práctica vas a retroceder a esas épocas en las que experimentaste o mostraste fortaleza, resiliencia y esperanza. Recuerda también que incluso una historia difícil puede poner de manifiesto tus cualidades. Las cualidades pueden adoptar muchas formas, y no es preciso que obedezcan al concepto tradicional de *(buena) cualidad* o de *punto fuerte*. La paciencia, la tranquilidad, la hospitalidad, la compasión, el cuidado, la escucha, el compartir y la aceptación son ejemplos de cualidades personales.

Para una historia de resiliencia, piensa en una época en la que te recuperaste de una situación existencial difícil. ¡El hecho de que estés trabajando con este ejercicio es en sí mismo un signo de resiliencia! Una historia de esperanza puede darse cada vez que te encaminas hacia una meta, buscas recursos y el consejo de otros o compartes esperanza con otros que lo necesiten.

Escribe ideas relacionadas con estas historias en el espacio que se ofrece a continuación. Si necesitas más, completa esta práctica en una hoja de papel aparte.

Práctica 4. Halla libros, películas e historias que te gusten

¿Tienes una historia favorita que hayas leído una y otra vez? ¿Hay alguna película que te resulte esperanzadora o te conecte de una manera profunda? ¿Hay alguna historia de niños que te alegre y te haga sonreír? Escribe a continuación las que sean tus favoritas.

Incluye además las cualidades de los personajes de esas historias. Muchos libros para niños, por ejemplo, tienen que ver con las cualidades que un personaje de la narración intenta encontrar. ¿Qué hizo que te sintieras cerca de esos personajes? ¿Qué es lo que más admirabas en ellos? ¿Cómo reflejas esas mismas cualidades en tu propia historia vital?

Práctica 5. Busca una historia neutra

A veces podemos ampliar nuestra atención, o apartarla del canal de la vieja historia ¡simplemente encontrando una linda historia aburrida clásica! Algo así como la historia en la que vas a la tienda de comestibles a elegir algunos productos y no sucede nada muy estimulante. Pero tampoco ocurre nada malo ni impactante, lo cual está bien.

Esta es otra estrategia para utilizar tu mando a distancia y cambiar de canal: aprieta el botón y encuentra una historia en la que no sientas ninguna emoción intensa ni positiva ni negativa. Observa qué sientes al cambiar a este canal. Escribe a continuación una de estas historias aburridas, o más de una.

....
....
....
....
....

Práctica 6. Lleva un diario de cómo te sentías al cambiar el canal de tu historia

Al final de la semana, recapitula tus experiencias relativas al hecho de cambiar el canal de tu historia. A lo largo de la semana, ¿se te hizo más fácil cambiar de canal? ¿Hubo un cambio en la frecuencia de la vieja historia a medida que pasaban los días? ¿Qué práctica o prácticas para cambiar de canal te funcionaron mejor? ¿Cómo podrías seguir utilizándolas?

....
....
....
....
....

¿Cuál de estas seis prácticas para cambiar de canal te funcionaron mejor? ¿Cómo podrías seguir usándolas?

....
....
....
....
....

Mis cosas favoritas

ESTILOS DE APRENDIZAJE

«Mis cosas favoritas» es parecido a «Algo agradable aquí y ahora», porque lleva de manera natural a los clientes hacia sus estilos de aprendizaje más fuertes, cualquiera de los cuales podría aplicarse:

Verbal-lingüístico
Visual-espacial
Musical-sónico
Corporal-cinestésico-táctil
Matemático-científico-lógico
Social-interpersonal
Reflexivo-intrapersonal
Naturalista
Existencial-búsqueda del significado

PENSAMIENTOS PARA TERAPEUTAS

Parece que todo el mundo tiene sus cosas favoritas que pueden modificar su conciencia y mejorar su estado de ánimo. Al dirigir talleres por todo el país, he descubierto que uno de los ejercicios más populares es la práctica de «Mis cosas favoritas». Esta práctica toma el nombre de la canción atemporal de Rodgers y

Hammerstein cuya letra narra la historia de recordar las cosas favoritas para evitar los sentimientos negativos.

«Mis cosas favoritas» es una actividad de reconexión para la que no hace falta reinventar la rueda. Esta práctica podría igualmente llamarse «Encontrarse cómodo con lo conocido», porque los clientes visualizan en ella aquello que les resulta reconfortante.

CONSEJOS PARA TRABAJAR CON LOS CLIENTES

• Explorar la historia pasada de un cliente respecto a sus aficiones y actividades favoritas puede proporcionar una buena comprensión de la lista de cosas favoritas de esa persona.

• Una de las ventajas de utilizar «Mis cosas favoritas» es que no requiere realizar realmente ninguna actividad. Más bien se centra en el ensayo mental o visualización.

   → Mira la posibilidad de vincular esta práctica con las siguientes:
      » Herramienta 18, «Visualizar la calma».
      » Herramienta 22, «La técnica GALA».

• Si estás trabajando con adicciones a sustancias y el trastorno por estrés postraumático, puedes utilizar el libro *Seeking Safety* [Buscando seguridad], de Lisa Najavits, que ofrece un enfoque de tratamiento integrado que incorpora métodos de reconexión.

Documento: MIS COSAS FAVORITAS

Instrucciones:
Prueba un experimento. Piensa, en este momento, en un color favorito. Concéntrate en él durante unos momentos más. Quizás incluso llevas puesta una blusa, una camisa u otra prenda que contiene ese color. Cierra los ojos y mantén este color en tu mente durante unos segundos más antes de continuar.

¿Cómo ha centrado tu atención este color favorito? ¿Cómo te has sentido al prestarle atención?

La práctica de «Mis cosas favoritas» es como un imán gigante que atrae tu atención por medio de enfocarte en cosas que te gustan, que te proporcionan una sensación de comodidad y que te ayudan a sentirte seguro. Y lo mejor de todo es que puedes adaptar tus cosas favoritas para que encajen en aquello que ya te gusta.

PARTE 1. Crear una lista de cosas favoritas

Mira la lista que viene a continuación. La utilizarás para reunir una lista de categorías en la que centrarte. Observa que hay dos categorías: una para tu cosa más favorita de todas y otra para muchas de tus cosas favoritas, de modo que puedas pensar en más de un color, una persona, un lugar, etc. Rodea con un círculo aquello que te llame la atención de manera espontánea. No pienses demasiado para hacerlo.

Utiliza esto cuando te sientas decaído o roto o cuando experimentes pensamientos negativos.

Categoría 1. *Rodea con un círculo las categorías en las que puedas pensar en una única cosa que te hace sentir bien.*

- Canción
- Persona
- Artista visual u obra de arte
- Estación del año
- Alimento saludable
- Color
- Alimento reconfortante
- Momento del día
- Aperitivo
- Aplicación del móvil
- Actividad matutina
- Libro agradable
- Revista
- Maestro

- Miembro de la familia
- Asignatura de la escuela
- Afición
- Deporte de riesgo
- Deporte
- Deporte de equipo
- Lugar relajante, seguro
- Lugar de vacaciones
- Habitación en la que vivo
- Figura histórica
- Comida
- Humorista/Chiste
- Práctica contemplativa
- Árbol
- Flor

- Lugar con vistas
- Parque
- Coche/Transporte
- Disco
- Logro
- Gratitud
- Fragancia/Perfume

- Prenda de vestir
- Diseñador de moda
- Monedero/Cartera
- Programa de televisión
- Programa de radio
- Personaje famoso

Si tienes otras cosas favoritas que no se mencionan en la lista anterior, añádelas aquí:

Ahora, recopila lo que has elegido, escribiéndolo en algún lugar. Utiliza una ficha, una hoja de papel, el ordenador o el bloc de notas del móvil. En la parte superior de la lista escribe: «Mi cosa favorita».

Categoría 2. *Rodea con un círculo las categorías en las que fácilmente tienes al menos una o dos cosas favoritas que te hacen sentir bien.*

- Canción
- Persona
- Artista visual u obra de arte
- Estación del año
- Alimento saludable
- Color
- Alimento reconfortante
- Momento del día
- Aperitivo
- Aplicación del móvil
- Actividad matutina
- Libro agradable

- Revista
- Maestro
- Miembro de la familia
- Asignatura de la escuela
- Afición
- Deporte de riesgo
- Deporte
- Deporte de equipo
- Lugar relajante, seguro
- Lugar de vacaciones
- Habitación en la que vivo
- Figura histórica
- Comida

- Humorista/Chiste
- Práctica contemplativa
- Árbol
- Flor
- Lugar con vistas
- Parque
- Coche/Transporte
- Disco
- Logro

- Gratitud
- Fragancia/Perfume
- Prenda de vestir
- Diseñador de moda
- Monedero/Cartera
- Programa de televisión
- Programa de radio
- Personaje famoso

Ahora, recopila esta lista de categorías en una ficha, una hoja de papel, el ordenador o el bloc de notas del móvil. En la parte superior de la lista escribe: «Mis muchas cosas favoritas».

PARTE 2. Accede a tu lista de cosas favoritas
Utiliza una de estas listas favoritas, o ambas, cada vez que necesites equilibrar las cavilaciones incómodas o cuando te sientas abrumado por el caos y el estrés. Emplea estas directrices para ayudarte a usar con éxito la práctica «Mis cosas favoritas»:

Directrices:
- Haz la práctica de repasar tus listas favoritas durante diez minutos o más. Familiarízate con el tiempo que tardas en sentirte en calma o animado.
- Puedes utilizar esta práctica en cualquier momento, pero quizás lo más efectivo sea que empieces a centrarte en tus cosas favoritas antes de alcanzar un nivel elevado de negatividad o de sentirte extremadamente estresado o deprimido.
- Emplea «Mis cosas favoritas» como una técnica preventiva, por ejemplo antes de entrar en una situación o circunstancia que ha actuado como desencadenante emocional en el pasado.
- Si es posible, busca un lugar tranquilo al que puedas ir a concentrarte en «tus cosas favoritas». Quizás necesites solo unos cuantos minutos para centrarte.
- Repasa tu lista, comenzando desde el principio. Atiende todos los detalles que puedas de cada cosa favorita. Por ejemplo, si es una canción, cántala mentalmente. Si es un libro, imagina tus

personajes preferidos y las partes favoritas del libro. Si es un lugar con vistas, intenta recordar todo lo que puedas acerca de ese lugar utilizando todos tus sentidos.

- Sigue repasando una lista, o las dos, todo el tiempo que necesites, o hasta que te sientas conectado, seguro y en calma.

Saborear el éxito: pasado, presente y futuro

ESTILOS DE APRENDIZAJE

Los siguientes estilos de aprendizaje son compatibles con esta práctica de saborear:

Visual-lingüístico
Visual-espacial
Reflexivo-intrapersonal

PENSAMIENTOS PARA LOS TERAPEUTAS

En el libro *Savoring: A New Model of Positive Experience* [Saborear: un nuevo modelo de experiencia positiva], los autores Fred Bryant y Jean Veroff exploran cómo el propio estado de ánimo puede cambiar de forma positiva por medio de disfrutar de manera deliberada con los recuerdos y sentimientos cálidos asociados a sucesos pasados. Lo único que se necesita es concentración mental y volver a experimentar aquello que en una ocasión nos proporcionó un sentimiento de orgullo o de autoestima positiva.

Es más, la práctica de saborear es lo suficientemente flexible para propagar la alegría y el asombro en el tiempo, ya que puede utilizarse para reflexionar sobre el pasado, sentir alegría en el momento presente e incluso anticipar experiencias agradables futuras.

Saborear es más que un concepto de la psicología positiva. Es una práctica de la conciencia que nos permite elegir dónde dirigir nuestra atención. En este caso, la elección es apartar la mente de la negatividad y llevarla hacia lo agradable y positivo. Obviamente, esto no quiere decir que las experiencias negativas sean inválidas o carezcan de significado o de potencial para el crecimiento, sino que morar solo en lo negativo no es una apreciación justa del conjunto de nuestra experiencia vital. Saborear es llevar un mayor equilibrio y globalidad a la propia vida.

CONSEJOS PARA TRABAJAR CON LOS CLIENTES

- Piensa en la posibilidad de utilizar el documento «Saborear el éxito: pasado, presente y futuro» junto a los capítulos siguientes:
  - → Herramienta 16, «RETEEVO: enraizarse», que incorpora también la idea de etiquetar los pensamientos y las sensaciones.
  - → Herramienta 24, «Cambia el canal (de tu historia)», que recontextualiza y amplía una narración negativa buscando una más positiva.
- Haz que tus clientes practiquen «Saborear el éxito: pasado, presente y futuro» en una sesión en cuanto aprendan a realizarlo.
- La práctica de saborear es muy adaptable. Puesto que los adultos más mayores a menudo asocian la tranquilidad y el contento con la satisfacción vital, intenta adaptar el ejercicio del modo siguiente:
  - → Utiliza la tranquilidad como el centro de una práctica de saborear.

→ Pídele al cliente que haga una lista de las maneras a través de las cuales se siente contento, para aumentar la experiencia de una vida bien vivida.

• Un recuerdo saboreado no tiene por qué ser de un gran logro, sino que puede ser algo pequeño de lo que uno esté contento, como aprender una habilidad o realizar una acción que exigía perseverancia y tenacidad.

• Concentrarse en un recuerdo de ser benefactor y ayudar a otros se ha mostrado que aumenta la conducta prosocial y acrecienta el afecto positivo.

→ Reflexionar sobre el acto de ayudar a otros puede establecer la propia identidad como alguien cuidadoso y capaz.

• Al anticipar un suceso futuro es importante para el cliente no exagerar excesivamente una experiencia venidera, sino ser realista en su anticipación.

→ Los clientes pueden basar la anticipación de una experiencia futura en una experiencia pasada agradable que sea similar a la que se está planeando.

Documento: SABOREAR EL ÉXITO: PASADO, PRESENTE Y FUTURO

Saborear es una práctica para introducirse, durante varios minutos cada vez, en un recuerdo o una experiencia placentera o positiva. Puede ayudarte recordar un éxito pasado en tu vida, permitirte disfrutar más profundamente de lo que está bien a tu alrededor en este momento y anticipar positivamente un suceso venidero. Dicho de otro modo, saborear es una herramienta para sentirte mejor por medio de reconocer los aspectos positivos de tu vida, sean pasados, presentes o futuros.

Idealmente, puedes unir los tres tipos de saboreamiento. Y al comenzar tu práctica de saborear irás obteniendo una mayor conciencia y experiencia para disfrutar plenamente todas las partes de tu vida. De este modo podrás dignificar tu historia, apreciar el ahora y llevar una actitud de entusiasmo hacia lo que ha de venir.

Este ejercicio incluye tres modos diferentes de saborear. Después de familiarizarte con ellos, sigue las instrucciones para cada uno. Prueba todos estos métodos de cambiar los engranajes mentales. Ahora, preparémonos para saborear.

1. Saborear sucesos pasados

Recordar uno de los sucesos de tu pasado te puede producir un sentimiento de bienestar. En este tipo de saboreamiento reflexionarás sobre las siguientes clases de experiencias pasadas:

- Cualquier experiencia que te hizo sentir orgulloso, como:
  → *Un logro pasado (terminar un curso, completar un proyecto en casa o en el trabajo, cocinar o preparar una nueva receta, etc.).*
  → *Cualquier acción de amabilidad, cuidado o compasión que ayudase a alguien a sentir gratitud, o que beneficiase a otra persona. Esto puede incluir también la acción de voluntariado para una causa benéfica.*
  → *Cualquier acción que te condujese hacia un objetivo a largo plazo, por pequeña que fuese.*

Instrucciones:

1. Piensa en un recuerdo del pasado que encaje en una de las anteriores categorías. La idea aquí es que saborees tu experiencia pasada durante un período extenso de tiempo.
2. Busca un lugar tranquilo en el que puedas saborear mentalmente todos los detalles de uno de tus éxitos del pasado.
3. Evoca, al menos durante cinco minutos, un recuerdo favorito relativo a un éxito, cómo hizo que te sintieras orgulloso, así como la alegría que experimentaste. Si otros compartieron tu alegría y tu éxito, imagínalos también. Introdúcete en la experiencia, como si la estuvieras teniendo por primera vez. Recuerda que puedes saborear la misma experiencia una y otra vez, o puedes buscar otros recuerdos y categorías y practicar también con ellos.

4. Opcionalmente, puedes describir por escrito tu experiencia de cinco minutos. Utiliza el espacio que hay a continuación o bien una hoja separada.

2. Saborear experiencias actuales

Concentrarte en la experiencia de tu momento presente va más allá de la mera búsqueda del placer. La práctica de estar implicado, centrado y presente aporta en sí misma una sensación estabilizadora y tranquilizante. Con este tipo de conciencia, puedes practicar el estar presente durante cualquiera de las condiciones siguientes:

• Cualquier distracción que te aparte de la actividad en la que estás involucrado.
• Cualquier molestia externa o cualquier irritación que capte tu atención.
• Cualquier pensamiento interno negativo o de ansiedad en el que te hayas instalado.
• Cualquier pensamiento obsesivo o sensación de ansiedad en el cuerpo.

Instrucciones

1. Durante el día, crea el hábito de hacerte esta pregunta: «¿Dónde está mi mente justo ahora?». Esté donde esté, limítate a observar hacia dónde se ha encaminado en su vagabundeo.
2. Cuando descubras que tu mente se ha alejado de la actividad en la que estás involucrado, etiqueta ese hecho como «vagabundeo mental», «pensamiento» o «sensación mental». Si tu mente

ha sido atraída hacia una imagen mental, puedes etiquetar eso como «visión». Del mismo modo, si un sonido te ha sacado de este momento, puedes etiquetar lo ocurrido como «escuchar», y luego volver a la actividad actual.

3. Después de etiquetar el vagabundeo de tu mente, puedes abandonar el pensamiento (o la imagen visual u otra sensación que te haya atrapado) y hacer que tu mente vuelva a prestar atención a este momento presente y retorne al cuerpo. También volverás a la actividad en la que estabas implicado durante tu instante de vagabundeo mental.

4. Cuando vuelvas al presente, date cuenta tanto como puedas de lo que estás haciendo. Puedes permanecer unos cinco minutos estando presente de los modos siguientes, permitiéndote estar concentrado e involucrado en lo que estés haciendo. Mira cómo este estado de conciencia del momento presente proporciona un sentimiento agradable o centrado.

→ *Si estás moviendo el cuerpo, reconoce cómo sigue tus órdenes. Maravíllate de su destreza, de los movimientos de tus manos y de cualquier otro movimiento. Percibe los colores y formas que te rodean, procurando observar cualquier color u objeto favorito. Por ejemplo, si estás sentado delante del ordenador, puedes percatarte de cómo las manos descansan en el teclado, de los colores de la pantalla y de cómo se siente tu cuerpo en la silla.*

→ *Lleva tu atención a algo por lo que puedas estar agradecido y que se halle en tu entorno o a la actividad en la que estás inmerso. Puede ser cualquier cosa, desde tener un techo sobre tu cabeza o la taza de café o té caliente en tu mesa hasta apreciar la ropa que llevas o la cómoda silla en la que estás sentado.*

5. Opcionalmente, tras entrar en el «presente agradable», describe con cierto detalle la experiencia de saborear aquello que has estado realizando. Utiliza el espacio que viene a continuación.

3. Saborear experiencias futuras

Anticipar el futuro puede estimular un sentimiento positivo. La idea no es idealizar el futuro, sino saborear de manera realista esos aspectos que puedes esperar encontrar agradables. El futuro no está limitado en lo que respecta a los tipos de experiencias que puedes anticipar con entusiasmo. He aquí unas cuantas:

- Proyectos que has planificado para tu casa, trabajo, familia o amigos, etc.
- Actividades centradas en las relaciones, incluidas todas las que quieras, desde encontrarte con un amigo o un familiar para cenar hasta planear una fiesta o pensar en un viaje o unas vacaciones futuras.
- Experiencias personales que estén relacionadas con el establecimiento de un objetivo, como cultivar compromisos sociales o comprometerte con algunas aficiones.

Instrucciones:

1. Piensa en un acontecimiento futuro que encaje en alguna de las categorías anteriores. Puedes estar un rato anticipando el suceso real, o incluso permitirte disfrutar plenamente el proceso de planearlo. Si estás planificando un evento, piensa en comenzarlo pronto, para así tener más tiempo para entusiasmarte con él y saborearlo.
2. Busca un lugar tranquilo donde puedas imaginar mentalmente los detalles de aquello que encontrarás agradable sobre el

acontecimiento venidero. Céntrate solo en esos aspectos que sabes que es probable que disfrutes.

3. Visualiza al menos durante cinco minutos el futuro acontecimiento o experiencia. Si es una situación social, imagina a aquellos con quienes interactuarás de una manera divertida y agradable. Sumérgete en esta visualización, empleando todos tus sentidos para ver, oír, sentir y oler todo lo que puedas valorar en el entorno que encontrarás. Si este evento es algo que estás planificando, permítete saborear el proceso de planificación. Disfruta con la preparación, asegurándote de visualizar cómo producirá el resultado que esperas.

   Ahí va un consejo: cuando anticipes un evento futuro, intenta ser realista respecto al placer y la alegría que experimentarás en él. Para ayudarte a hacerlo, puedes recurrir a una experiencia similar de tu pasado. Un enfoque realista ayudará a asegurar que la experiencia futura que estás saboreando superará tu imaginación, en lugar de ser abrumadora o decepcionante.

4. Opcionalmente, puedes describir la anticipación de la experiencia futura. Utiliza el espacio que hay a continuación para hacerlo.

_____

_____

_____

_____

_____

_____

_____

_____

_____

Reflexiones: ¿Cuál de los métodos para saborear —el pasado, el presente o el futuro— ha funcionado mejor para ti? ¿Qué es lo que más te ha gustado de esta práctica?

_____

_____

_____

Hay otros modos de adaptar la práctica de saborear. Por ejemplo, puedes saborear los momentos de tu vida en que te has sentido tranquilo o contento, recordándolos con todos los detalles. También puedes confeccionar una lista de las maneras en que te sientes contento de tu vida justo ahora. ¿Cómo crees que aumentar tu conciencia de estar contento o de la tranquilidad acrecentaría tu sensación de vivir una vida bien vivida? Si sientes que esto sería satisfactorio, concéntrate en la tranquilidad o el contento la próxima vez que hagas la práctica de saborear.

Identificar las cualidades y diario de las cualidades

ESTILOS DE APRENDIZAJE

Los siguientes estilos de aprendizaje son compatibles con esta práctica de identificar y compartir historias sobre las propias cualidades:

Verbal-lingüístico
Social-interpersonal
Reflexivo-intrapersonal

PENSAMIENTOS PARA LOS TERAPEUTAS

Identificar las cualidades (las positivas, se entiende) es como ponerse unas gafas de sol nuevas. Mirar a través de las gafas de las cualidades puede modificar de manera importante nuestra visión, colorear nuestras experiencias y aportarnos una nueva sensación de confianza, bienestar y autoestima.

En el artículo «Un enfoque dinámico del desarrollo y la intervención en las cualidades psicológicas», publicado en el *Journal of Positive Psychology*, los autores, Robert Biswas-Diener, Todd Kashdan y Gurpal Minhas, proponen el concepto de *desarrollo de las cualidades*: «Las cualidades —escriben— no son características fijas a lo largo de los contextos y del tiempo (el enfoque contemporáneo dominante de la personalidad). En lugar de eso, nosotros adoptamos enfoques internos a la persona [...] Las cualidades son potenciales por excelencia que pueden cultivarse mediante un aumento de la conciencia, la accesibilidad y el esfuerzo».

Este enfoque resulta estimulante y empoderador, porque sitúa directamente al cliente en el asiento del conductor, y mejora su sentido de la eficacia y la autoestima. Aunque resulte extraño, a muchas personas les parece más fácil centrarse en las debilidades y los defectos que en las cualidades. Ya sea que ello se deba tan solo a un antiguo condicionamiento o a que el núcleo del estrés del cerebro esté enfocado siempre en lo negativo, concentrarse en las cualidades parece ser un paliativo, un antídoto contra el diálogo interno crítico. El documento titulado «Identificar las cualidades y diario de las cualidades», que viene a continuación, es ideal para utilizarlo en terapia, y constituye un punto de partida para una práctica a largo plazo de observar y reconocer las propias cualidades personales, quizás ignoradas durante mucho tiempo.

CONSEJOS PARA TRABAJAR CON LOS CLIENTES

- Adapta el documento a partir de invitar a tu cliente a compartir su historia relativa a su asistencia a la sesión de terapia ese día. Luego, puedes identificar las cualidades que oigas en esa historia.
- La práctica del «Diario de las cualidades» puede aumentarse combinándola con estos dos capítulos complementarios:
  → Herramienta 24, «Cambiar el canal (de tu historia)».
  → Herramienta 26, «Saborear el éxito: pasado, presente y futuro».
- Sé consciente de la tendencia de tu cliente a considerar que sus cualidades no son más que parte de su «rutina». Puedes normalizar esta conducta observando lo fácil que es dar por sentadas las cualidades.

- La resistencia de un cliente a admitir las cualidades puede relacionarse con su esquema subyacente respecto a su autoestima y su adecuación.
- Si alguien no puede aceptar un elogio o rechaza la idea de las cualidades como ficticia o inauténtica, piensa en la posibilidad de explorar su historia familiar respecto a la aceptación de las cualidades.
- El documento está pensado para identificar lo que puede considerarse como una buena cualidad cotidiana, ordinaria.
- Dos libros de consulta valiosos son *The Joy Compass* [La brújula de la alegría], escrito por mí, que está lleno de muchos ejercicios y conceptos centrados en las cualidades, y *The Strengths Book* [El libro de las cualidades], de Janet Willars, Robert Biswas-Diener y Alex Linley, que explora sesenta cualidades diferentes.

**Documento: IDENTIFICAR LAS CUALIDADES
Y DIARIO DE LAS CUALIDADES**

¿Has pensado alguna vez en la variedad de cualidades personales que cada uno de nosotros poseemos? Ciertamente, nos es fácil ignorar nuestras cualidades cuando nos sentimos decaídos o cuando nos cuesta el mero hecho de poner un pie delante de otro. Por fortuna, las cualidades ordinarias, cotidianas, que hemos estado utilizando pueden ayudarnos a sentirnos más fuertes... ¡una vez que empezamos a tomar conciencia de ellas! ¡Ten en cuenta que si no utilizásemos nuestras cualidades diarias, ordinarias, cotidianas, probablemente no acabaríamos el día!

Si tuvieras que mencionar tres de tus principales cualidades, ¿cuáles te vienen a la mente? ¿Te sorprendería saber que tienes multitud de cualidades, quizás docenas?

Buscar cualidades debe ser una práctica constante. Se trata de una manera muy satisfactoria y realista de reconocer nuestros yoes verdaderos, y de ver nuestras experiencias a través de unas gafas nuevas. Sigue las instrucciones que vienen a continuación para probar estas gafas únicas.

Instrucciones:

Comparte tu historia relativa a dirigirte a cualquier cita reciente con otra persona (opcionalmente, puedes escribir la historia más adelante). Recuerda que puede ser también la historia de ir a trabajar por la mañana –aunque trabajes en casa.

Para esta historia, vas a entrar en detalles en cuanto a la información siguiente:

Tu historia personal. ¿Qué historia tienes acerca de esta cita en particular? Si la cita es por la mañana temprano, ¿tienes algún relato en torno a levantarte temprano, meterte en la carretera y habértelas con el tráfico? Tu historia es cualquier cosa de tu pasado que resulte relevante para esta cita.

Factores estresantes. ¿Qué factores estresantes tuvieron un impacto en el camino hacia tu cita? Los factores estresantes tienen que ver con cosas como dormir (si dormiste suficiente la noche anterior), la alimentación (si comiste o te saltaste el desayuno o el almuerzo), el cuerpo (cansancio, hambre, enfermedad, dolor), el estado de ánimo (los pensamientos que afectaron a tu capacidad de llegar a tu cita), los hábitos (conductas que te facilitaron o dificultaron llegar a tu cita), y las responsabilidades (obligaciones relacionadas con otros o contigo mismo y que necesitaste atender).

PARTE 1. Ahora, comparte esta historia con otro o escríbela en el espacio que hay a continuación.

PARTE 2. Identifica y rodea con un círculo tus cualidades utilizando la lista que se expone a continuación. Recuerda que reconocer tus cualidades no es una forma de jactarte, sino un modo de percibir de manera realista en qué eres hábil y eficiente. ¡No es momento de ser humilde, así que no seas tímido a la hora de rodear con un círculo las cualidades que forman parte de tu historia!

NOTA: Si le cuentas esta historia a otra persona, no debe interrumpirte, sino escuchar con apertura y empatía. Tras terminar la historia, el trabajo del oyente es el siguiente: identificar las cualidades que se revelan en la historia narrada. Si le es útil, el oyente puede echar mano también de las cincuenta cualidades que se ofrecen a continuación.

- Abierto
- Accesible
- Adaptable
- Amable
- Apasionado
- Atento al escuchar
- Auténtico
- Aventurero
- Carismático
- Colaborador
- Compasivo
- Comprensivo
- Concentrado
- Constante
- Contemplativo
- Cuidadoso
- Curioso
- Decidido
- Decoroso
- Detallista
- Empático
- Entusiasmado
- Equilibrado

- Esperanzador
- Espiritual
- Espontáneo
- Fiable
- Fiel
- Flexible
- Generoso (con los materiales, el tiempo y las emociones)
- Hospitalario
- Humilde
- Inquisitivo
- Introspectivo
- Juguetón
- Leal
- Paciente
- Perspicaz
- Práctico
- Preparado
- Reflexivo
- Religioso
- Reservado
- Responsable

- Sabio
- Sensible
- Servicial

- Sincero
- Tolerante
- Valiente

Reflexiones: ¿Cómo te sentiste al identificar –tú u otra persona– tus cualidades? ¿Qué te resultó afirmativo, corroborador, o incluso empoderador?

_____

_____

¿Cómo podrías empezar a identificar tus cualidades durante el día?

_____

_____

_____

Empieza a escribir un diario de cualidades como modo de reconocer y honrar tus cualidades diarias. ¿Cómo harías para emprender este proceso? ¿Qué cualidades podrías utilizar para ayudarte a lograr este objetivo?

_____

_____

_____

_____

_____

Prepararse para el tiempo atmosférico

ESTILOS DE APRENDIZAJE

Los siguientes estilos de aprendizaje son compatibles con esta práctica:

Verbal-lingüístico
Visual-espacial
Corporal-cinestésico-táctil
Naturalista

PENSAMIENTOS PARA LOS TERAPEUTAS

Un sabio dijo en una ocasión: «Puede que en el exterior esté lloviendo, pero si puedes subir por encima de las nubes, allí siempre está soleado». Si bien no siempre somos capaces de subir más allá de las nubes, podemos aprender cómo adaptarnos al tiempo atmosférico por complicado que sea. Este es un enfoque que exige conciencia del tiempo, así como habilidades para elegir lo que sea necesario para que nos ayude a pasar el mal tiempo.

El maestro de meditación y escritor Eknath Easwaran escribió en una ocasión: «El viento siempre está soplando, pero nosotros tenemos que hacer que el barco esté en buenas condiciones para navegar». El tiempo atmosférico como algo que no siempre podemos controlar es la metáfora, y el tema, de este documento.

CONSEJOS PARA LOS CLIENTES

- El tiempo es una metáfora fácil de utilizar que representa la situación personal de alguien.
- Haz que tus clientes califiquen su tiempo en una escala del 1 al 10 (en la que 10 es el peor tiempo) y que lo expresen también con palabras.
- Analiza en detalle qué clase de tiempo ha funcionado para el cliente en el pasado.
- Como maneras alternativas de gestionar el «mal tiempo», piensa en utilizar los dos enfoques siguientes:

  → Herramienta 30, «Activarse mediante el ensayo mental».
  → Herramienta 31, «La ligereza de la risa».

Documento: ADAPTARSE AL TIEMPO ATMOSFÉRICO

Todo el mundo tiene que habérselas con el tiempo atmosférico. Como sabemos, hay todo tipo de mal tiempo que afrontar, y lo mismo es cierto en la vida. Afortunadamente, como en el caso del tiempo, las condiciones adversas de la vida que tenemos que afrontar a menudo son pasajeras. Finalmente, el sol brilla otra vez.

En este documento pensarás sobre la clase de ropa que te pones para que te ayude a hacer frente a esos estados tormentosos, impredecibles, que puedes encontrarte, independientemente de lo graves que sean. Esta práctica se divide en dos partes. Sigue las instrucciones que vienen a continuación.

PARTE 1. Ofrece tu «informe del tiempo» detallado.

Instrucciones:
En el espacio que ves abajo, escribe unas cuantas frases para describir el tiempo que hace en tu vida justo ahora. Igual que tu experimentado meteorólogo favorito, describe un sistema del tiempo que esté teniendo lugar ahora o predice un patrón de tiempo futuro que se esté aproximando a ti.

Al hacerlo, puedes responder las preguntas siguientes:

- ¿Cuál es la gravedad del tiempo? ¿De qué tipo de fenómeno meteorológico se trata? (truenos, nevada, hielo, llovizna, tornado, huracán, ola de calor, sequía, temperaturas heladas, tormenta de nieve, tormenta de arena, etc.).
- También puedes calificarlo en una escala del 1 al 10, en la que el 1 indica el tiempo más suave y el 10 el más violento.
- ¿Este sistema del tiempo se mueve lenta o rápidamente?
- ¿Cuánto esperas que dure este tiempo?
- ¿Es el tiempo una predicción de lo que va a venir? ¿Qué clase de tiempo predices y por qué?

PARTE 2. Describe el «equipamiento para el tiempo» que sea necesario para protegerte.

Instrucciones:
En el espacio que hay a continuación, explora el equipamiento para el tiempo que crees que podrá ayudarte a pasar satisfactoriamente un sistema temporal suave o evitar las consecuencias perjudiciales de una tormenta importante.

El equipamiento puede ser cualquier cosa, desde un paraguas y un impermeable hasta una chaqueta de plumón y un refugio para las tempestades. Después de elegir tu equipamiento para el tiempo, describe cómo se traduce esto en la vida real como habilidades o recursos. Por ejemplo, un paraguas para mantenerte seco en una llovizna persistente podría ser escuchar una música que anime o comer con un buen amigo. Del mismo modo, el refugio para la tormenta podría ser encontrar las personas o los recursos que puedan ayudarte a enfrentarte a tu tormenta importante.

Con todo el detalle que puedas, describe el equipamiento para el tiempo que necesitarás, qué aspecto presentará y el grado de efectividad que crees que tendrá.

Reflexiones: ¿De qué modo presentar un informe del tiempo te ayuda a clarificar qué necesitas hacer para enfrentarte a este patrón o sistema meteorológico en particular?

¿Hasta qué punto es útil saber que el tiempo meteorológico es pasajero? ¿Hasta qué punto eres exacto al predecir el tiempo futuro? ¿Cómo puedes utilizar tu tiempo para prepararte mejor para las tormentas venideras?

Sintonizar con la música

ESTILOS DE APRENDIZAJE

Los siguientes estilos de aprendizaje son compatibles con esta práctica:

Verbal-lingüístico
Musical-sónico
Corporal-cinestésico-táctil
Social-interpersonal

PENSAMIENTOS PARA LOS TERAPEUTAS

La música está profundamente arraigada en los humanos y ha sido muy valorada a lo largo de toda nuestra historia. La música tiene la envidiable capacidad de cambiar rápidamente los estados de ánimo y los sentimientos. Daniel Levitin, profesor tanto de psicología como de música, así como autor de *Tu cerebro y la música*, señala que la música refuerza el sistema inmunitario y modula algunos importantes transmisores. De este modo puede elevarnos, al mismo tiempo que nos induce una actitud más flexible y positiva.

La música nos sintoniza con el mundo y la cultura que nos rodea. Desde luego, diferentes tipos de música pueden afectarnos de modos muy distintos. La música puede calmar y suavizar; incluso hay investigaciones que muestran que las personas que escuchan música suave después de una intervención quirúrgica se recuperan más rápidamente. La buena noticia es que una conciencia aguda del papel que la música desempeña en nuestras vidas puede considerarse una herramienta terapéutica muy valiosa.

CONSEJOS PARA TRABAJAR CON LOS CLIENTES

- Invita a tus clientes a un diálogo sobre la importancia de la música en sus vidas. Otros capítulos centrados en la música son:
  - → Herramienta 25, «Mis cosas favoritas», que puede destacar un componente musical.
  - → Herramienta 49, «Sanar con música».
- Observa el tipo de música que escuchan cuando se sienten deprimidos, como, por ejemplo, canciones de amor tristes después de la ruptura de una relación.
- Haz que confeccionen un inventario de la música que les produce alegría.
  - → Investiga qué música ayuda a eliminar la depresión y sintonizar con sentimientos de felicidad.

Documento: SINTONIZAR CON LA MÚSICA

La música es como una droga potente. ¿Sabías, por ejemplo, que la música adecuada estimula el sistema inmunitario, eleva el estado de ánimo e incluso favorece la curación después de una intervención quirúrgica?

Parece sorprendente, pero la música que suena a través de tus auriculares, tu ordenador o cualquier otro aparato puede contrarrestar los sentimientos de depresión y sintonizarte con un estado mental más alegre. Este documento te llevará a descubrir cómo la música te «toca» a ti, igual que tú la «tocas» a ella.

Instrucciones:

En el espacio que se deja a continuación vas a crear un inventario de música y estados de ánimo. Es una oportunidad para que descubras cómo la música modifica tus sentimientos. Para hacerlo, evalúa tu estado de ánimo a medida que escuchas diferentes tipos de música.

Ánimo antes	Tipo de música	Ánimo después
En esta columna, describe la actividad que estabas realizando antes de oír música	Nombre de la pieza o canción y tipo de música	Evalúa tu estado de ánimo en una escala del 1 al 10

Reflexiones: ¿Qué has descubierto sobre la música como modo de manejar los estados de ánimo? ¿Qué tipo de música o de canciones han sido más efectivos para cambiar tus estados de ánimo?

....

....

....

....

Opcional: Haz una lista para distintos tipos de actividades, como: 1) Lista para el trabajo, 2) Lista para la confianza y sentirse bien, 3) Lista para salir de casa y 4) Lista para empezar (o terminar) un proyecto.

¿Qué otras listas de piezas y canciones podrían motivarte? Escríbelas en el espacio siguiente:

Activarse mediante el ensayo mental

ESTILOS DE APRENDIZAJE

Los siguientes estilos de aprendizaje con compatibles con esta práctica:

Verbal-lingüístico
Visual-espacial
Musical-sónico
Corporal-cinestésico-táctil

PENSAMIENTOS PARA LOS TERAPEUTAS

El ensayo mental o visualización es un método bien investigado para mejorar y practicar la mayoría de las habilidades. Es tan efectivo que el comando de élite de la Marina estadounidense lo utiliza como parte esencial de su programa de entrenamiento mental, pues ayuda a los reclutas a dominar los ejercicios de aptitud difíciles. Los deportistas profesionales y otros también lo usan como una manera de obtener maestría sobre una amplia variedad de habilidades.

La buena noticia es que el ensayo mental se puede adaptar fácilmente para combatir los estados de ánimo negativos. En el caso de quienes se enfrentan a síntomas de depresión, puede emplearlo para salir de casa y sentirse más energéticos y más activamente comprometidos con los demás. Solo se necesitan unos minutos para aprender la visualización, y es una buena manera de aumentar la motivación. Desde hacer ejercicio hasta llamar a un amigo por teléfono, este documento proporcionará una herramienta inmediata que es práctica, potente y puede utilizarse en distintos lugares.

CONSEJOS PARA TRABAJAR CON LOS CLIENTES

- Cuando los clientes prueben la práctica de «Activarse con el ensayo mental» en la sesión, asegúrate de que no se malogre por tener los ojos cerrados. Si es así, siempre pueden realizar la visualización con los ojos abiertos.
- Para optimizar la visualización, lo mejor es practicarla durante un mínimo de dos minutos consecutivos. Cronometra el tiempo durante la sesión de práctica.
- Asegúrate de que los clientes se ven terminando con éxito cualquier actividad visual que emprendan.
- Pídeles que observen si se produce algún cambio en su frecuencia cardíaca o en su respiración mientras hacen su visualización. Pueden también percibir movimientos musculares involuntarios o la sensación de que el cuerpo se mueve.
  - → Experimentar cambios físicos es normal y sucede con frecuencia.
  - → Las sensaciones físicas pueden servir como prueba de que el cuerpo no conoce las diferencias entre la práctica real y la práctica mental.
- Dos herramientas más, relacionadas con esta, que pueden ayudar a superar el aplazamiento, a seguir adelante o a emprender la acción son las siguientes:
  - → Herramienta 24, «Cambiar el canal (de tu historia)».
  - → Herramienta 27, «Identificar las cualidades y diario de las cualidades».

Documento: ACTIVARSE CON EL ENSAYO MENTAL

¿Has visto alguna vez a un jugador de baloncesto en la línea de tiro libre? Antes de lanzar el balón, visualiza y dibuja mentalmente el movimiento del cuerpo y el de la pelota atravesando la canasta. Incluso el comando de élite de la Marina estadounidense practica el ensayo mental, o visualización, como herramienta para ayudarse a tener éxito en la parte de su entrenamiento que requiere capacidades de gran resistencia, ¡como cuando tienen que desenredar sus tubos de submarinismo para respirar antes de salir a la superficie! Eso no es nada fácil, pero el ensayo mental mejora el índice de aprobados, porque prepara con antelación para lo que necesitan hacer a quienes se han alistado en este cuerpo de la Marina.

Del mismo modo, puedes utilizar el ensayo mental para ayudarte a lograr hasta los objetivos más pequeños, pero no por eso menos importantes, que puedas hallar difíciles en un momento determinado. Aquí, el ensayo mental está pensado para darte energía. Posteriormente, puedes empezar a adaptar esta técnica de las maneras descritas a continuación.

Empecemos ya con una visualización sencilla para sentirnos más energizados.

Instrucciones:

1. Busca un lugar tranquilo en el que puedas cerrar los ojos durante unos dos minutos. (Si no te gusta cerrar los ojos, por cualquier razón, puedes tenerlos abiertos).

2. Para empezar, piensa en cualquier actividad que te ha energizado en el pasado. Puede ser un paseo vigoroso, hacer senderismo, nadar, saltar desde un trampolín, montar a caballo, correr por la orilla del mar o realizar un trabajo rutinario familiar. Puedes pensar también en una actividad no física que te energice, como escribir un poema, hacer bocetos o jugar al ajedrez. Imagínate a ti mismo, con todo detalle, realizando esa actividad. Observa los alrededores, incluyendo todo lo que ves, todos los sonidos, los objetos y los colores del entorno en el que estás.

No importa si hace mucho tiempo que no has hecho esa actividad. También puedes imaginarte haciendo algo con lo que disfrutabas y que te daba energía en el pasado. Cuando visualices esa actividad, asegúrate de verte terminándola con éxito. No te veas deteniéndote o sintiéndote cansado... ¡Al fin y al cabo son solo dos minutos!

3. Al visualizar la actividad, observa si experimentas cualquier sensación física, como la profundización de la respiración, el aumento de la frecuencia cardíaca, sensaciones en los músculos o tu cuerpo moviéndose lentamente. Esto ocurre a menudo, y te muestra por qué el ensayo mental es efectivo.
4. Utiliza un temporizador para controlar el tiempo. Prográmalo para dentro de dos minutos, cierra los ojos y comienza.

Reflexiones: ¿Cómo te has sentido al hacer este ensayo mental? ¿Te sientes energizado? ¿Qué has notado en tu respiración, en los latidos del corazón o en el cuerpo?

Si has pensado en hacer ejercicio, ¿cómo podrías utilizar esta práctica de visualización como un precalentamiento de dos minutos para motivarte y poder realizar el ejercicio real?

Otras posibles aplicaciones de esta práctica incluyen visualizaciones para salir de casa, encontrarte con amigos o empezar un proyecto. Utiliza el espacio que hay a continuación para escribir cómo podrías emplear la visualización para dirigirte hacia un objetivo, aunque sea de un modo pequeño, sencillo y realista.

4.ª PARTE

HERRAMIENTAS DE MINDFULNESS PARA EL ESTRÉS

La ligereza de la risa

ESTILOS DE APRENDIZAJE

Los siguientes estilos de aprendizaje son compatibles con esta práctica de la risa:

Verbal-lingüístico
Visual-espacial
Musical-sónico
Social-interpersonal

PENSAMIENTOS PARA LOS TERAPEUTAS

¿Has tenido alguna vez ocasión de trabajar con alguien que padecía «seriedad terminal», y que tal vez tenía profundas líneas en su ceño fruncido? En muchos casos, el humor es un antídoto para superar la negatividad, al mismo tiempo que invoca un estado mental más flexible y lúdico. No subestimes el poder del humor como herramienta terapéutica y como modo de construir la relación con tu cliente. Es más, hay abundantes investigaciones, muchas veces desconocidas, que ensalzan los beneficios de la risa (para todo, desde la depresión y el insomnio hasta la depuración de las hormonas tóxicas del estrés y el fortalecimiento del sistema inmunitario).

Muchos antropólogos creen que la risa sirve para reducir conflictos y aumentar los vínculos sociales en los grupos. Los bebés, por ejemplo, presentan una respuesta consistente en reír que tiene lugar ya a los cuatro meses de edad. Uno de los pioneros que aplicaron el humor en medicina fue Norman Cousins, quien experimentó los beneficios de la risa mientras combatía una enfermedad debilitante cuando se le habían dado solo seis meses de vida. Como explica en su obra *Anatomía de una enfermedad*, Cousins tenía un amigo que llevó un proyector de películas a su habitación (esto fue mucho antes de que empezaran a existir los móviles y otros aparatos portátiles) y se ponían a ver películas de los hermanos Marx, porque es lo que le hacía reír. Para su asombro, descubrió que treinta minutos de reírse a carcajadas le proporcionaba hasta dos horas de alivio anestésico del dolor durante el cual podía dormir. El Norman Cousins Center for Psychoneuroimmunology ('centro Norman Cousins de psiconeuroinmunología') de la UCLA sigue su trabajo utilizando métodos conductuales probados para promover la salud y el bienestar.

Para los terapeutas y profesionales de la salud mental, la idea de introducir la risa en la consulta puede hacer sonar algunas señales de alarma. Utilizando algunos de los consejos que vienen a continuación, así como confiando en tu propio sentido del humor, puedes caminar por este sendero de manera cautelosa, pero confiada. Por ejemplo, hay una razón por la que tradiciones nativas como los navajo inician a sus recién nacidos con un ritual de la risa y utilizan esta durante toda su vida. La vida puede resultar difícil y la risa nos ayuda a aligerarla. El documento «La ligereza de la risa» demuestra que reírse es tanto una valiosa habilidad para sobrellevar situaciones como un potente amortiguador del estrés.

CONSEJOS PARA TRABAJAR CON LOS CLIENTES
- Es importante que los clientes comprendan que el humor ni trivializa ni minimiza las razones por las que han acudido a terapia.

→ La risa proporciona otra perspectiva; no borra ni niega las emociones como la tristeza, la pena o la pérdida, pero nos permite experimentar la plenitud de todos los aspectos de la vida.

- Los capítulos siguientes podrían utilizarse como prácticas para explorar el humor más profundamente:

  → La herramienta 25, «Mis cosas favoritas», puede emplearse para hallar cosas divertidas.

  → La herramienta 38, «Compartir una historia inspiradora y esperanzadora», puede adaptarse como «Compartir una historia divertida e inspiradora».

- Puede ser útil hacerle a un cliente la pregunta: «Por curiosidad, ¿cuándo fue la última vez que te reíste a carcajadas?».

  → Esto puede llevar a saber su relación con la risa y lo motivado que está para embarcarse en la risa o el humor. Puede proporcionar también una idea de por qué dejó de reír.

- Preséntales a tus clientes las muchas investigaciones sobre los beneficios de la risa (ver la bibliografía y los recursos que se ofrecen en el sitio web LaughterYoga.org).

  → Se ha mostrado que el humor tiene beneficios terapéuticos.

- Si eres divertido de manera espontánea, tu capacidad de conectar a través de la risa es una manera de ser auténtico con tu cliente.

Documento: LA LIGEREZA DE LA RISA

Utiliza este documento para examinar y explorar cómo puedes llevar el bálsamo sanador de la risa a tu vida. La risa quizás no haga que tu problema desaparezca, pero puede contribuir a que pienses de manera diferente sobre este por medio de ayudarte a pensar más claramente. ¿Quién sabe?, incluso puede ayudarte a descubrir una perspectiva totalmente diferente.

Los estudios sobre la risa muestran que tener una disposición más jovial puede ayudarnos a vivir más, así como a mejorar el sueño y disminuir la depresión. Realiza la práctica en cuatro partes que se describe a continuación para aliviar tu carga.

Instrucciones:

PARTE 1. En el espacio que sigue, haz una lista de esas cosas sobre las que has perdido demasiado tiempo preocupándote. Algunos ejemplos incluyen: lo que te fastidia, los comentarios críticos (tuyos o de otros), lo que otros piensan, los conductores principiantes, las exigencias personales, las expectativas de otros, los jefes insensibles y la falta de control sobre ciertas situaciones o aspectos de tu vida.

Reflexiones: ¿Qué te ha parecido darte cuenta de esas situaciones? ¿Cuánto tiempo llevan contigo? ¿Cómo te sentirías respondiendo de manera diferente a ellas, y no permitiéndoles dominarte?

PARTE 2. ¡Toma la decisión firme de reírte de ellas! ¡Abandónalas! ¿Puedes realmente decidir hacer eso? ¡Sí, por supuesto que puedes! ¿Quién dice que no? Emplea el próximo minuto para tomar esa decisión firme.

Reflexiones: ¿Cómo te sientes al tomar este tipo de decisiones firmes? ¿Qué te parecería seguir tomándolas la próxima vez que algo te fastidiase? ¿Cuáles serían las dificultades que podrías encontrar al hacerlo?

PARTE 3. Escribe la «visión más ligera» para cada una de las «dificultades» o «pensamientos graves» a los que tienes que hacer frente a menudo. Asegúrate de incluir la evidencia de que reaccionar y preocuparte por ellos te resulta contraproducente.

PARTE 4. Ahora es el momento de averiguar quién y qué te hace reír. En el espacio que sigue, escribe todas las personas o actividades que te hacen sentir más «ligero». ¿Quién te hace reír? Puede que sea un miembro de la familia o un amigo, un cómico, un vecino, un compañero de trabajo, un espectáculo de televisión, una película, un libro, etc. Intenta pasar algún tiempo con esas personas o esas actividades. Utilízalas como modelos.

Reflexiones: ¿Cómo crees que el hecho de tener más humor en tu vida cambiaría tus experiencias? ¿Cómo puedes poner un poco de risa en tu vida cada día?

El «nosotros» cura

ESTILOS DE APRENDIZAJE

Los siguientes estilos de aprendizaje son compatibles con esta práctica:

Verbal-lingüístico
Social-interpersonal
Reflexivo-intrapersonal
Existencial-búsqueda de sentido

PENSAMIENTOS PARA LOS TERAPEUTAS

Sin duda alguna, vivimos totalmente en una cultura del «yo». Incluso los Beatles hablaron de esto, hace ya mucho, en su canción *I Me Mine* [Yo, mí [[mi]], mío]. La autoestima, por ejemplo, puede considerarse la búsqueda de un yo mejor y más amable. No obstante, si bien la autoestima tiene sus beneficios, centrarse solo en ella aporta algunas desventajas. Puede dejarnos solo con media vida, desconectados del sustento que procede de conectarnos profundamente con los demás.

La literatura psicológica está llena de estudios que demuestran la importancia de las relaciones de apoyo. En un estudio titulado «Relaciones sociales y riesgo de mortalidad: una revisión meta-analítica», publicado en *PLOS Medicine*, los investigadores concluyeron que «la influencia de las relaciones sociales sobre el riesgo de mortalidad es comparable a los factores de riesgo de mortalidad bien establecidos». De hecho, se halló que no tener una red social positiva constituía un riesgo tan grande para la muerte temprana como ser alcohólico o fumar quince cigarrillos al día; una red social pobre constituía un riesgo dos veces mayor que ser obeso.

Relacionarnos con otros puede beneficiar nuestra salud, pero hacer voluntariado va un paso más allá. Nos hace salir de nosotros mismos y estimula una autoidentidad basada en el hecho de contribuir al mundo y a los demás de un modo significativo. De hecho, el voluntariado y el dar a los otros se ha demostrado que eleva el estado de ánimo e influye en la conducta prosocial. Este documento ayudará a los clientes a eliminar su propio estrés por medio de pasar directamente del yo al nosotros.

CONSEJOS PARA TRABAJAR CON LOS CLIENTES

- El documento «El "nosotros" cura» puede ponerse en práctica durante una sesión de terapia y repetirse en casa tantas veces como se necesite.
- Hay dos documentos adicionales que pueden agruparse con este. Juntos, estos enfoques combinados pueden ayudar al cliente a saborear los valores profundos del altruismo, la caridad y la gratitud.
  - → Herramienta 26, «Saborear el éxito: pasado, presente y futuro».
  - → «Crear una declaración de intención personal» (situado en el consejo 5, «Fortalecer la intención y la atención»).
- Puede ser útil decirle a tu cliente que observe cualquier sensación agradable en el cuerpo mientras comparte una historia acerca del momento en que ayudó a otro. Es útil para él darse cuenta de que ayudar «hace sentirse bien» a nivel corporal.

- Algunos clientes pueden pensar que no saben medir o hacer algo que sea verdaderamente beneficioso o que tenga sentido para los demás. En estos casos, puede ser útil:

  → Dejar claro qué significa ayudar a los demás por medio de describir cómo los actos pequeños, ordinarios, pueden ser bastante buenos.
  → Compartir un ejemplo de alguien cuyos actos ordinarios de voluntariado fueron creciendo con el tiempo, como la Madre Teresa.
  → Haz que el cliente reflexione sobre una acción pequeña que tuvo sentido o fue beneficiosa para él.

Documento: EL «NOSOTROS» CURA

Este documento se centra en el poder de ser un benefactor. Los benefactores son personas que llevan en sus corazones y sus mentes los mejores intereses de los demás.

Probablemente podrás recordar un pequeño acto de amabilidad que te afectó positivamente. Quizás fue aquel maestro de la escuela primaria, un monitor de colonias, un orientador del colegio, un maestro espiritual, un vecino amable, un abuelo amoroso, un amigo u otra persona que te mostró que se preocupaba por ti. Puede que sea la memoria de una figura histórica que llevó a cabo acciones amables, duraderas y entrañables, como la Madre Teresa. (Lo creas o no, lo único que te separa de la Madre Teresa es tu próximo acto, pequeño, ordinario, de amabilidad; al fin y al cabo eso es lo que ella hizo, aunque lo hizo durante años, lo cual fue realmente *extraordinario*). En la parte 1 de esta práctica con dos partes, lo primero que harás será experimentar lo bien que te sientes recordando las veces que has sido benefactor.

En la parte 2, prepararás un plan para ser benefactor. Es importante recordar que para hacerlo no tienes que trabajar como voluntario para una causa.

Instrucciones

PARTE 1. Durante al menos cinco minutos, utiliza el espacio que hay a continuación para escribir sobre experiencias recientes en las que has participado en hacer que otros se sientan agradecidos. Elige cualquier experiencia –en el lugar de trabajo, en casa, etc.– en la que tu contribución o acción beneficiosa ha hecho que otros sientan gratitud y reconocimiento. Deja de lado cualquier duda respecto a si tu acción dio la talla. Cualquier acción, por pequeña o insignificante que pueda parecerte, puede ser significativa para otros, ¡especialmente si han sentido gratitud por ella! Escribe la experiencia con todo detalle, recordando incluir cómo te hizo sentir.

_____

_____

_____

_____

_____

_____

_____

_____

_____

_____

PARTE 2. En el espacio siguiente, escribe todas las oportunidades que puedas encontrar durante la semana que viene en las que puedas actuar como benefactor. Cuando practicas ser benefactor, estás expresando el simple deseo de bienestar, felicidad, seguridad y salud para los demás. ¡Qué hermoso! También puedes pensar en cómo ser benefactor te conecta con tus valores más profundos, incluso con tu camino espiritual o religioso.

No escatimes esfuerzos cuando explores y amplíes tus capacidades solidarias; piensa en momentos y lugares en los que pudiste actuar incluso como benefactor secreto. No te limites cuando hagas este ejercicio.

Reflexiones: ¿Cómo te sentiste al pensar en ampliar tus experiencias como benefactor? ¿Qué te parece la idea de crear un diario del benefactor? Si decides hacer esto, puedes seguir la pista de tus actividades solidarias, lo que te permitirá saborear estas experiencias de contribuir al bien de otros.

Eliminar el estrés

ESTILOS DE APRENDIZAJE

Los siguientes estilos de aprendizaje son compatibles con esta práctica:

Visual-espacial
Corporal-cinestésico-táctil

PENSAMIENTOS PARA LOS TERAPEUTAS

¿Tenemos que tomarnos el estrés en serio? Ahora sabemos que el estrés hace mucho más que causar estragos en el sistema inmunitario y en el resto del cuerpo. El estudio «Emociones negativas como respuesta al estrés afectan a largo plazo a la salud», publicado en *Psychological Science*, examinó las emociones negativas diarias provocadas por el estrés; en él se observaron también los resultados sobre la salud mental. Los investigadores hallaron que no gestionar bien el estrés y aferrarse a las emociones negativas «predecía el estrés psicológico (es decir, sentirse inútil, desesperanzado, nervioso o inquieto) y el diagnóstico de un trastorno emocional como ansiedad o depresión una década después de que las emociones comenzasen a medirse».

Puesto que no podemos eliminar las fuentes de estrés —ni pudieron hacerlo nuestros antepasados durante miles de años—, necesitamos hallar modos eficaces de gestionarlo. Un método es la relajación corporal progresiva, que se ha utilizado desde comienzos de los pasados años veinte como una manera de manejar los factores estresantes externos que provocan una tensión excesiva en el cuerpo. Además, hay muchas técnicas de *biofeedback* que han tenido éxito y modos de medir la reducción del estrés. Pero la práctica básica de relajar el cuerpo es todavía uno de los modos más eficaces y coherentes de reducir el estrés. Por si fuera poco, es rentable, se puede hacer en muchos lugares y no requiere ningún equipo sofisticado.

Naturalmente, hay muchas variaciones en la forma de relajar el cuerpo. Siéntete libre para adaptar esta práctica como necesites, para que encaje con tu cliente.

CONSEJOS PARA TRABAJAR CON LOS CLIENTES

- Utiliza las instrucciones del documento como guion que puedes leer para conducir a tu cliente a través de esta práctica cuando estéis en una sesión. Es una buena manera de introducir al comienzo la práctica, en lugar de indicar al cliente que lea el documento y vaya siguiendo las indicaciones.
- ¡Algo que no quieren hacer los clientes es intentar relajarse con demasiado esfuerzo!
  - → Puedes combinar esta práctica con la herramienta 16, «RETEEVO. Enraizarse», que también enseña cómo aflojar la mente agitada e ir al cuerpo.
  - → Como esta herramienta incorpora la respiración diafragmática, también puedes presentar la herramienta 11, «El poder de la respiración».
  - → La herramienta 36, «"Respirar" para eliminar las toxinas del estrés», es otra práctica relacionada con el cuerpo que libera tensión y rigidez.

- Es importante que el cliente la practique antes de que los síntomas del estrés en el cuerpo lleguen a ser demasiado intensos, como antes de que aparezca el dolor de cabeza o el dolor de estómago empeore.
- Como con cualquier habilidad, cuanto más practique uno, mejor funcionará.
  → Puedes hacer que el cliente programe los períodos de práctica, aunque no perciba los síntomas del estrés.

Documento: ELIMINAR EL ESTRÉS

Si te sientes estresado, no estás solo. Al contrario. ¿Sabías que el estrés es uno de los principales asuntos a los que hay que hacer frente hoy en día? Así es. Un estudio reciente titulado «Estrés en América», realizado por la *American Psychological Association* ('asociación estadounidense de psicología'), halló que el 67 % de las personas informaron haber sufrido algún síntoma psicológico de estrés durante el año anterior. Y, sin embargo, solo una tercera parte de los encuestados aseguraron que estaban llevando a cabo un buen trabajo para manejar el estrés.

Vas a utilizar una de las prácticas más fáciles para reducir el estrés. Si no has hecho nunca esto, hay un par de directrices. Primero, no esperes a que los síntomas del estrés alcancen un nivel elevado antes de utilizar esta técnica. Comienza pronto. Segundo, practica a menudo como una manera de ayudar a que tu cuerpo aprenda a relajarse, aunque no pienses que lo necesites.

Instrucciones:
- Busca un lugar tranquilo donde puedas sentarte o acostarte durante unos cinco minutos. A veces ayuda encontrar un lugar en el que la luz sea tenue o que esté a oscuras, especialmente si uno de los síntomas del estrés es la sensibilidad a la luz.

- Para empezar, durante unos cuantos segundos presiona los talones contra el suelo, o las manos entre sí, en caso de que estés acostado. Esto es solo para ayudarte a que te enraíces.
- Haz tres o cuatro respiraciones profundas, satisfactorias. Espira lentamente. Si sabes cómo realizar la respiración abdominal o diafragmática, ese es el tipo de respiración que utilizarás aquí.
- Comenzando por los pies y subiendo poco a poco, imagina cómo se eliminan todas las tensiones reuniéndose en una pelota en tus pies a medida que inspiras. Tensa los dos pies (no hasta el punto de experimentar dolor) hasta sentir la tensión que se produce en ellos. Mantén esa postura, así como el aire inspirado, durante unos cinco segundos, y luego libera la pelota de tensión que hay en tus pies y exhala leeeentaaameente durante el tiempo que puedas. Imagina que has liberado el estrés y la tensión al mismo tiempo que tus pies se relajaban. Percibe lo agradable que es eliminar la tensión de los pies. Ahora, inspira, imaginando que tu respiración viaja a lo largo de todo tu cuerpo descendiendo hasta llegar a tus pies. Cuando espires, siente que esta parte del cuerpo se relaja más todavía.
- Si quieres, haz un par más de inspiraciones largas hacia tus pies. Con cada espiración lenta puedes sentir cómo los pies se relajan cada vez más profundamente a medida que toda tensión que queda se va eliminando y sacando del cuerpo. En este momento, puedes también sonreír interiormente a tus pies, una parte del cuerpo que trabaja mucho llevándote de un sitio a otro todo el día.
- A continuación, lleva tu atención hacia los tobillos, las espinillas y las pantorrillas de ambas piernas. Repite lo mismo, liberando la tensión al inspirar y sosteniendo la tensión antes de espirar y eliminar más tensión todavía, hasta que no quede ninguna tensión. Luego, intenta sonreír interiormente a esa parte del cuerpo en agradecimiento.
- Poco a poco, ve moviendo todo el cuerpo, tensando y destensando cada parte, reuniendo la tensión en una pelota que puedes empujar y lanzar lejos para eliminar el estrés, utilizando para ello la respiración. Ve subiendo desde los pies a las rodillas, los muslos y las caderas, el estómago y toda el área abdominal, los músculos de la espalda, las manos, los brazos (antebrazo, codo, parte

superior del brazo), el cuello y los hombros, y finalmente la cara, el cráneo y el cuero cabelludo. Si sientes dolor en alguna parte del cuerpo, como un dolor de cabeza, por ejemplo, no tenses esa zona, ya que ello puede aumentar el dolor o la incomodidad; sáltatela.

- Cuando termines, permítete disfrutar con la paz profunda y la calma que impregnan todo tu cuerpo. Permanece todo el tiempo que quieras descansando de este modo. Quizás quieras enviar tu sonrisa interna esta vez a todo el cuerpo. No olvides enviarte gratitud a ti mismo por cuidar tu cuerpo y manejar tu estrés.

Reflexiones: Felicidades por contrarrestar el estrés. ¿Cómo te has sentido al eliminar el estrés de este modo? ¿Cómo y cuándo podrías practicar esto para evitar que el estrés crezca en tu cuerpo?

Reducir el ruido mediante la naturaleza

ESTILOS DE APRENDIZAJE

Los siguientes estilos de aprendizaje son compatibles con esta práctica:

Visual-espacial
Musical-sónico
Corporal-cinestésico-táctil
Naturalista

PENSAMIENTOS PARA LOS TERAPEUTAS

Los humanos somos extremadamente sensibles al sonido. Cuando piensas en ello, estar rodeado de sonidos no deseados y de polución acústica es como entrar en una habitación desordenada y llena de trastos. La polución acústica puede adoptar muchas formas, como el pitido de aparatos electrónicos, el zumbido de máquinas fotocopiadoras en la oficina, la vibración de los sistemas de aire acondicionado y de calefacción, camiones de basura y otros sonidos de la calle. El rumor de los coches que circulan por las autopistas, por ejemplo, puede oírse desde kilómetros de distancia. Las investigaciones han mostrado que el ruido puede perturbar muchas áreas de nuestra vida. Puede provocar desde problemas para dormir y discapacidad auditiva hasta agitación e incluso síntomas cardiovasculares relacionados con el estrés.

Combinar el silencio con la cualidad suave de la naturaleza nos conecta a algo más grande que nosotros. Esto calma la mente agitada y nos permite conectar con la sabiduría interior. Piensa en las palabras del botánico George Washington Carver, que desarrolló cientos de usos de los cacahuetes. Cada día se sentaba en silencio y lleno de asombro ante la naturaleza, lo que lo llevó a escribir:

> Cualquier cosa te entregará sus secretos si la amas suficientemente. No solo he descubierto que cuando hablo a la florecilla o al pequeño cacahuete me entregan sus secretos, sino que he descubierto también que cuando comulgo silenciosamente con las personas, también ellas me entregan sus secretos, si las amas suficientemente.

También los clientes pueden crear espacios, ideas y perspectivas nuevos de su situación conectando con la naturaleza y el silencio mediante el uso del próximo documento.

CONSEJOS PARA TRABAJAR CON LOS CLIENTES

- Este documento y esta práctica pueden funcionar bien junto a la herramienta 15, «Contemplar el firmamento y la naturaleza».
- Evalúa el nivel del ruido en el entorno en que tu cliente trabaja y vive. ¿Hasta qué punto es sensible al sonido, especialmente al ruido intrusivo?
- Además de hacer que el cliente se siente en la naturaleza, ayúdalo a encontrar maneras de reducir diariamente el ruido excesivo.
  - → Hay auriculares que eliminan el ruido y pueden utilizarse para enmascararlo.
  - → Se pueden conseguir fácilmente CD con ruido blanco o sonidos de la naturaleza.

Documento: REDUCIR EL RUIDO CON LA NATURALEZA

Si eres sensible al ruido y los sonidos intrusivos te molestan e irritan, estás reaccionando normalmente al estrés producido por un mundo cada vez más ruidoso. El hecho de que seas consciente de los sonidos es el primer paso para hallar un remedio.

Si bien no podemos chasquear los dedos y hacer que el camión de la basura con sus ruidosos hidráulicos desaparezca, sí podemos tomarnos el tiempo de compensar y reducir los efectos desorganizadores y perturbadores del ruido indeseado.

Este documento proporcionará algunas sugerencias para hallar calma y paz respecto del estrés por medio de conectar con los sonidos suaves de la naturaleza y el silencio.

Comencemos reflexionando sobre unas palabras de Mahatma Gandhi, quien escribió que «en la actitud silenciosa, el alma halla el sendero con una luz más clara, y lo que es elusivo y engañoso se resuelve en una claridad cristalina. En este mundo ajetreado nadie nos dará silencio, pero podemos plantar las semillas del silencio nosotros mismos».

Instrucciones:

1. PRÁCTICA DE ESCUCHAR. Esta es una práctica cálida que puedes utilizar en cualquier momento en que los sonidos te molesten. He aquí cómo:

• Escucha intencionadamente los sonidos que hay a tu alrededor en este momento. No trates de resistirte a ellos ni juzgarlos como buenos o malos. Sean los que sean, limítate a percibir tantos como puedas. A veces, nos agotamos y estresamos al resistirnos a nuestra experiencia. Cuando te sientas irritado o abrumado por los sonidos, prueba el método neutro de no juzgar mientras percibes todos los sonidos que puedas, sin luchar con ellos. (Esto no quiere decir que no puedas «bajar el volumen» de estos sonidos, algo que aprenderás a hacer a continuación).

Reflexiones: ¿Cómo te ha ido al centrar la atención en los sonidos de la manera que he descrito? ¿Qué te ha parecido saber que puedes elegir maravillarte ante los sonidos producidos por la tecnología moderna? (Igual que puedes elegir la «Práctica de escuchar», ¡también puedes elegir la práctica de «Reducir el ruido con la naturaleza»!).

1. PRÁCTICA DE REDUCIR EL RUIDO CON LA NATURALEZA. Como la naturaleza puede ser relajante, vamos a unir naturaleza y silencio.

- Halla un lugar natural tan lejos como puedas del mundo mecánico. Puede ser un parque, un jardín o cualquier lugar en el que puedas encontrar naturaleza. ¡No es necesario irse al bosque o a lo alto de una montaña para reducir el ruido!
- Si es posible, halla un lugar tranquilo para sentarte (aunque también puedes quedarte de pie o caminar para realizar esta práctica). Ahora, amplía tu mirada. Permite que todo este mundo natural te impregne. A continuación, deja que tus ojos se dirijan serenamente a cualquier aspecto de la naturaleza que te atraiga. Puede ser una flor, un árbol, una porción de césped, el gorjeo de un pájaro, una ardilla correteando, el vasto cielo azul o las nubes que flotan en el cielo.
- Concéntrate en ese aspecto de la naturaleza por el que te sientes atraído. No lo analices; limítate a experimentarlo. Piérdete en él. Si tienes preocupaciones, imagina que las arrojas fuera de ti, y permite que la naturaleza, que es tan grande e inmensa, se haga cargo de ellas.

- Siéntate en la paz, el asombro y el magnificente misterio de la naturaleza. Concéntrate en sus sonidos. Experimenta profundamente lo diferentes que son de los sonidos de tu día a día. Sigue profundizando a medida que te introduces en la naturaleza que te rodea. Percibe todos los detalles, incluso los más pequeños; la singularidad de cada rama de los árboles y de cada nube.

- No temas ir más allá. Más allá de la palabra y el pensamiento hacia lo sin forma, lo espacioso. Descansa en este sublime lugar todo el tiempo que necesites.

- A veces la naturaleza puede hablarte, sin palabras, desde luego. Puede ayudarte a conectar con tu sabiduría interna o a descubrir cierta claridad en torno a algún problema. No lo fuerces. Pero no te sorprendas si el silencio de la naturaleza viene en tu ayuda de este modo.

- Concluye tu práctica «Reducir el ruido con la naturaleza» con una afirmación, una bendición o un agradecimiento que te centre.

Reflexiones: ¿Puedes pensar en alguna manera, aunque sea pequeña, en que esta práctica te resulte beneficiosa? ¿Cómo podrías utilizarla durante el día? ¿Hay algún modo de experimentar esto incluso entre paredes?

Hay otros modos de reducir el volumen, o al menos de contrarrestar la polución acústica y el ruido caótico. Entre ellos se encuentran los auriculares para eliminar el ruido o los CD que representan los sonidos suaves que encontramos en el mundo natural, como una lluvia fina, el oleaje del mar o el canto delicado del bosque. ¿Cuál de estos métodos –u otros que tengas en mente– te ayudaría a reducir el ruido cuando no puedas salir fácilmente a la naturaleza?

Hacer una pausa
ante el estrés

ESTILOS DE APRENDIZAJE

Los siguientes estilos de aprendizaje son compatibles con esta práctica:

Visual-espacial
Musical-sónico
Corporal-cinestésico-táctil
Naturalista

PENSAMIENTOS PARA LOS TERAPEUTAS

En nuestro mundo marcado por la alta velocidad constante y la alta tecnología, estamos bombardeados por cientos, si no miles, de correos electrónicos, *tweets*, anuncios, mensajes de texto y ventanas emergentes de Internet. La velocidad, funcionando a través de múltiples zonas temporales y fronteras porosas entre el trabajo y casa, está creando unos niveles de estrés sin precedentes.

La capacidad de detenernos es un acto simple que puede permitirnos volver al presente, regresar a nuestros «sentidos», por así decirlo. A otro nivel, reducir la velocidad para prestar atención de este modo permite acceder a la corteza prefrontal, la parte reguladora del cerebro humano. Esto es necesario si vamos a detenernos y reflexionar sobre las múltiples posibilidades que nos esperan, en lugar de proceder impulsivamente sin pensar.

El filósofo y escritor Huston Smith dijo en una ocasión: «Yo tengo una mente lenta, pero es una buena mente». De modo que también nosotros podemos adoptar la lentitud como una manera de entrar en el amplio espacio de reflexión que mora en nuestro interior. Eso nos permite procesar y hacer conexiones con la totalidad de nuestra vasta experiencia vital. Esto se conoce como sabiduría, y reducir la velocidad nos ayuda a tener acceso a ella.

CONSEJOS PARA TRABAJAR CON LOS CLIENTES

- La práctica «Hacer una pausa ante el estrés» puede conjuntarse muy bien con estas dos herramientas, como una manera de reducir el ritmo frenético y encontrar paz:
  - → Herramienta 11, «El poder de la respiración».
  - → Herramienta 16, «RETEEVO: enraizarse».
- Esta práctica puede realizarse en cualquier parte, y puede ser útil como una práctica de centramiento antes de entrar en un momento de incertidumbre o de transición al movernos entre dos lugares o entornos.

Documento: HAZ UNA PAUSA ANTE EL ESTRÉS

¿Están las cosas acelerándose en tu vida? ¿Tienes la impresión de que no tienes ni un momento para respirar? ¿Te sientes abrumado, sobreestimulado y presionado para tomar decisiones demasiado rápidamente?

Por fortuna, este fácil ejercicio es un modo ideal para crear un amortiguador de la velocidad y el estrés y hacer que las cosas vayan un poco más lentas. Si estás estresado y reactivo y sientes que te beneficiaría detenerte un poco, este puede ser el modo de abrir una nueva puerta. Además, puedes hacer una pausa ante el estrés cada vez que te sientas atascado en un viejo hábito o rutina.

Instrucciones

Utiliza el acrónimo STOP para hacer una pausa en cualquier momento, en cualquier lugar. Pronuncia cada letra y procede según lo que significa. STOP no significa detenerlo todo, sino más bien estar más presente, consciente y tranquilo y fluir con lo que sucede a tu alrededor. Puedes estar más disponible para tomar mejores decisiones y observar todas las opciones y posibilidades que tienes ante ti.

S-*Siente* cómo reduces el ritmo quedándote donde estés y haciendo dos o tres respiraciones abdominales profundas que te calmarán. Al hacerlo estás tomando la decisión consciente de reducir la velocidad de las cosas. Estás decidiendo tomar el control, en lugar de dejar que las presiones externas te lleven a reaccionar y estresarte.

T-*Tómate* unos minutos para conectarte con tu cuerpo estando muy presente. Siéntete enraizado y conectado con la tierra, como tu árbol favorito. Escanea lentamente tu cuerpo comenzando desde las puntas de los dedos de los pies y subiendo hasta lo alto de la cabeza. A medida que subes, sé consciente de dónde puedes albergar tensión o acumular emociones negativas. Respira hacia la tensión y suéltala. Opcionalmente, puedes visualizar que inspiras enviando una luz blanca o dorada hacia esta área tensa. Luego, al espirar, imagina que tu respiración lleva la tensión a la parte inferior del cuerpo y finalmente se libera a través de los pies. Haz todas las respiraciones que necesites para liberar la tensión y la negatividad.

O-*Observa*: cambia de canal, observando de cerca aquello que te rodea. Céntrate en el entorno y toma nota de tres cosas únicas o agradables por lo menos —colores, formas, objetos, sonidos o texturas que te gusten—. Si estás en un entorno conocido, busca hasta los detalles más pequeños que quizás nunca antes habías observado, como el espacio entre las vetas de la madera de la mesa o los diferentes tonos de color en la alfombra. Simplemente sumérgete y enraízate en tu entorno durante un minuto o dos, mientras hallas algo que te guste o te sorprenda.

P-*Posibilidad*: detente para reflexionar sobre la apertura, la espaciosidad y las posibilidades que hay ante ti. Acabas de salir del piloto

automático y ahora eres libre de elegir una dirección nueva y beneficiosa. Si te habías sentido reactivo o enfadado, por ejemplo, puedes mirar con ojos nuevos la variedad de elecciones y de opciones
diferentes que tienes ante ti. ¿Quién dice que en este momento no
podrías cantar, sonreír, llamar a un buen amigo, dar un agradable
paseo o permitirte uno de tus helados favoritos? También puedes
simplemente sentirte satisfecho de haber completado este ejercicio.
¡Estira tu mente y mira lo lejos que puede ir!

Reflexiones: ¿Cómo has vivido el STOP que has realizado? ¿Qué es
lo que más has percibido?

¿Qué tipos de nuevas posibilidades podría esta práctica ayudarte a
encontrar? ¿Cómo podrías ser más creativo utilizándola?

Respirar para eliminar las toxinas del estrés

ESTILOS DE APRENDIZAJE

Los siguientes estilos de aprendizaje son compatibles con esta práctica:

Visual-espacial
Corporal-cinestésico-táctil

PENSAMIENTOS PARA LOS TERAPEUTAS

El estrés y la tensión pueden acumularse rápidamente en el cuerpo. En los talleres, he descubierto que la práctica de la conciencia corporal es un buen modo de descargar esta tensión, así como de ayudar a que los individuos observen cómo actúa el cuerpo como sistema de aviso inicial que nos informa de la acumulación de estrés.

La práctica de «respirar hacia» es de visualización. Algunos médicos creen que llevar la conciencia a una parte del cuerpo moviliza los glóbulos blancos e instantáneamente los dirige a ese lugar. Si esto realmente ocurre, puede proporcionar una clave de por qué muchas personas hallan esta práctica útil para descargar el dolor general, los dolores de cabeza, la tensión y el malestar.

Lo importante es que esta práctica puede lograr que los clientes se conecten con su cuerpo y animarlos a utilizar la respiración profunda para regular mejor el sistema nervioso simpático e impedir que el estrés se acumule.

CONSEJOS PARA TRABAJAR CON LOS CLIENTES

• Cualquier práctica respiratoria, como la de «Respirar para eliminar las toxinas del estrés», se verá beneficiada si se enseña antes la herramienta 11, «El poder de la respiración».

→ La herramienta 33, «Eliminar el estrés», es también ideal para liberar la tensión y puede utilizarse junto a «Respirar para eliminar las toxinas del estrés».

• Asegúrate de que tus clientes estén de acuerdo con la visualización antes de embarcarlos en esta práctica.

→ Los clientes pueden tener un determinado color, sonido o imagen que los ayude a visualizar. Utiliza cualquier forma de visualización que les funcione mejor.

Documento: RESPIRAR PARA ELIMINAR LAS TOXINAS DEL ESTRÉS

La práctica «Respirar para eliminar las toxinas del estrés» trata de devolver el equilibrio a tu cuerpo, y por tanto su objetivo es ayudar a descargar y liberar la tensión y el estrés que se acumulan en él. (Esta práctica no pretende ser un sustituto de los cuidados médicos adecuados, ni siquiera en el caso de un problema de salud moderado, grave o persistente).

No hay que minusvalorar esta práctica, ya que llegar al equilibrio y la armonía es fundamental para el funcionamiento diario y vivir el momento presente plenamente. Incluso un dolor de cabeza ligero podría ser una señal de que hay un cierto desequilibrio que dificulta tu capacidad de centrarte y saborear el momento.

Para practicar, utilizarás tu imaginación para visualizar que puedes respirar más allá de los pulmones y dirigir la respiración a cualquier parte del cuerpo.

Instrucciones:

Esta es una práctica sencilla cuando te has habituado a ella. Busca un lugar tranquilo y agradable donde puedas sentarte o acostarte. Puedes hacer esto durante cinco minutos o, si quieres, más.

- Cierra los ojos y lleva tu atención al cuerpo. Observa dónde sientes tensión, o incluso dolor.
- Una vez que hayas localizado el lugar en el que quieres liberar la tensión, haz una respiración profunda. Al inspirar, imagina una suave y sanadora luz blanca o dorada que entra por tu coronilla —puedes ver esta luz entrando con la respiración a través de los senderos habituales de esta—. Imagina esta luz viajando a la zona en la que experimentas tensión.
- Permite que la suave luz llene el área afectada. Deja que se filtre en las células de esa parte del cuerpo.
- Haz una espiración lenta, larga. Mientras la haces, visualiza que tu respiración lleva cualquier tensión y cualquier impureza de tu cuerpo hacia abajo. La respiración lleva esas impurezas hasta las piernas y finalmente salen por los pies y se depositan de nuevo, sin causar ningún perjuicio, en la tierra para ser recicladas (o convertidas en abono).
- Repite el proceso anterior tantas veces como sea necesario hasta que la tensión se reduzca o se eliminen todas las impurezas restantes. Opcionalmente, puedes añadir la siguiente intención sanadora o equilibradora: «Que esta parte de mi cuerpo logre un equilibrio y una armonía completos».

Reflexiones: Escribe en el espacio siguiente tu experiencia de «Respirar para eliminar las toxinas del estrés». ¿Qué cambios has notado en la tensión de tu cuerpo, si es que has notado alguno?

La idea de visualizar una luz blanca o dorada sanadora es solo una sugerencia. ¿Hay otros colores, imágenes (como agua que fluye) o sonidos que te parecerían útiles al hacer esta práctica?

Visualizar las manos cálidas

ESTILOS DE APRENDIZAJE

Los siguientes estilos de aprendizaje son compatibles con esta práctica:

Visual-espacial
Corporal-cinestésico-táctil

PENSAMIENTOS PARA LOS TERAPEUTAS

En *Anatomía de una enfermedad*, el pionero de la relación mente-cuerpo Norman Cousins escribió: «La fuerza regeneradora y restauradora de los seres humanos se halla en el núcleo de su singularidad». Al tratar el estrés, puede sintonizarse esta poderosa capacidad restauradora a través de la «Visualizar las manos cálidas». La calidez de las manos a través de la conciencia mental es una técnica de *biofeedback* que se investigó y utilizó ampliamente en la Clínica Menninger, en Kansas. Los investigadores descubrieron que pacientes que sufrían de dolores de cabeza podían reducir de manera significativa la gravedad de sus síntomas por medio de aumentar la temperatura de las manos.

Ahora comprendemos que llevar la sangre a las extremidades —las manos y los pies— calma realmente el sistema nervioso simpático —la respuesta corporal consistente en huir, luchar o inmovilizarse—. En lugar de que las hormonas del estrés se liberen en el cuerpo y provoquen constricción de los vasos sanguíneos y contracción muscular, los vasos y los músculos se relajan y se aflojan, permitiendo la mejora del flujo sanguíneo y el descenso de la presión sanguínea. El nivel de excitación del cuerpo es controlado y monitorizado por el sujeto que utiliza esta práctica. Esto no solo calma el cuerpo, sino que también proporciona al practicante una mayor sensación de eficacia y autocontrol. Es una situación beneficiosa para todos.

Y lo mejor de todo es que la práctica de «Visualizar las manos cálidas» puede utilizarse en cualquier parte como un método para producir un estado mental de calma, incluso ante el estrés, los desafíos y las dificultades diarias.

CONSEJOS PARA TRABAJAR CON LOS CLIENTES

• Utiliza el documento que sigue como guion para conducir a los clientes a través de la práctica de «Visualizar las manos cálidas» por primera vez. Después, pueden remitirse al documento, o quizás prefieras grabar el guion para ellos.

• Estaría bien obtener un termómetro del estrés o un medidor de estrés (hay muchos tipos diferentes), que puede colocarse en la punta de un dedo del cliente. Esto proporciona una evidencia sólida de cómo está literalmente elevándose la temperatura de sus manos después de la práctica de «Visualizar las manos cálidas».

• Como cualquier habilidad, las prácticas de relajación profunda pueden llevar un tiempo hasta que se aprenden bien. De modo que si el cliente no ve resultados inmediatos, hay que preguntarle dónde y cuándo está practicando, ya que esto puede afectar al resultado.

→ Idealmente, lo mejor es practicar cuando se está tranquilo y sin ser molestado.

→ Acostarse puede ser útil, pero sentarse es igualmente correcto.

→ Es importante tener tiempo suficiente y no sentir que uno tiene que apresurarse.

→ Anima al cliente a que siga practicando.

• Puedes enseñar la práctica de «Visualizar las manos cálidas» en tándem con la práctica de relajación corporal progresiva, la herramienta 33, «Eliminar el estrés». Esto ofrecerá a los clientes dos herramientas muy diferentes, pero efectivas, para desestresarse.

Documento: VISUALIZAR LAS MANOS CÁLIDAS

El poder de la biorretroalimentación

¿Has probado o has oído hablar alguna vez de la biorretroalimentación? Tiene una larga historia y ha mostrado ser muy eficaz para reducir el sistema de estrés del cuerpo y para activar el sistema de relajación corporal. Las técnicas de relajación como esta se han aplicado y utilizado con éxito en clínicas médicas de todo Estados Unidos para disminuir la presión sanguínea, reducir los dolores de cabeza y mejorar el sueño y otros estados relacionados con el estrés.

En esta visualización imaginarás que tus manos y tus pies aumentan su calor. Al hacerlo, llevarás la sangre hacia las extremidades. Se ha demostrado que esto ayuda a relajar los vasos sanguíneos y los músculos. La temperatura del cuerpo en la superficie de las manos es de unos 22 °C. Las investigaciones han revelado que muchas personas pueden aumentar la temperatura de sus manos hasta casi tres grados. De hecho, para ver que esto funciona, antes de comenzar puedes ponerte un termómetro o un medidor de estrés en la yema del dedo anular. Observa la lectura del termómetro. Después de la visualización lee el termómetro de nuevo y comprueba cuánto ha cambiado la temperatura. Al realizar esta práctica, en realidad estás controlando tu sistema nervioso autónomo, regulándolo y llevando tu cuerpo a un mayor equilibrio. Ahora, comienza. Sigue los pasos que se indican a continuación.

1. **Practica esto en algún lugar que sea tranquilo y en el que no serás molestado durante los diez minutos siguientes.** También puede ayudarte tumbarte mientras practicas la visualización, aunque está bien hacerlo sentado. Cierra los ojos para visualizar con el mayor detalle posible. Incluso puedes formular la siguiente intención mental: «Tengo la intención de relajar mi cuerpo y reducir el estrés, y de invitar a un estado de paz, equilibrio y calma».

2. **Comienza con unas respiraciones lentas y prolongadas.** Si has aprendido la respiración abdominal, puedes hacerla. Cuando estés cómodo, visualízate ante un ascensor que descenderá varios pisos hasta llevarte a una playa.

3. **La puerta del ascensor se abre y entras. Dale al botón que te llevará cinco pisos más abajo, hasta la playa.** El ascensor tiene una amplia ventana que te permite verla. Hace un día espléndido, soleado, sin nubes en el cielo. A través de las palmeras (o los árboles que quieras imaginar) sopla una brisa agradable. A medida que el ascensor desciende por cada piso, oyes la voz serena que te va indicando cada uno. «Piso cuarto…, piso tercero…», entona la voz. Conforme desciendes, te vas sintiendo cada vez más relajado. «Piso segundo», oyes que dice la voz. Ahora te sientes mucho más en calma, como si todas tus tensiones abandonaran tu cuerpo anticipando tu visita a la playa. Notas que el ascensor se va deteniendo al acercarse al nivel de la playa. «Piso primero…, bienvenido a la playa», dice la cálida voz. Las puertas se abren y sales a un camino de arena que conduce a la playa. Puedes verte quitándote los zapatos y sintiendo la calidez de la arena que envuelve tus pies mientras te diriges hacia ella.

4. **Llevas contigo una toalla de playa grande. Cuando estés cerca del agua clara y azulada, busca un lugar para extender tu toalla.** Puedes verte mentalmente descansando en la arena con la ropa que llevas, o tal vez lleves un bañador o unas bermudas y una blusa. Percibe la sensación de tu cuerpo al extenderse en la toalla. Nota la arena cálida que te sostiene. Mientras estás

acostado, percibe cómo el calor del sol te calienta las manos. Date cuenta de cómo estas comienzan a impregnarse de la calidez y el calor. Deja que se bañen en él, envueltas en el calor del sol. Visualízate llevando las manos hacia la arena. El calor de la arena es elevado, pero no llega a resultar incómodo, y te calienta las manos todavía más.

5. **Percibe con todos tus sentidos en la playa.** Detente durante un minuto para escuchar los sonidos del agua y de las olas. El sonido rítmico te reconforta. Puedes oír el aleteo de las gaviotas o el canto que entonan. Al mismo tiempo, percibe el olor de la playa, del océano, y quizás también el aroma del bronceador que flota en el aire. Siente la arena en las manos, en la espalda y en las piernas, que están en contacto con la cálida toalla. Ahora, concéntrate en los pies. Nota cómo también ellos se han calentado. Puedes visualizar que los pones en contacto con la arena. Las pulsaciones de los rayos del sol llegan a tus pies y tus manos, calentándolos más cada segundo. Percibe lo agradable que es tener esa sensación cálida en las manos y los pies. Nota cómo el calor se extiende desde las muñecas, pasando por las palmas de las manos, hasta los dedos.

6. **Disfruta y sumérgete en el calor suave del sol, la arena y la playa.** Tus manos están más calientes todavía, ya que los rayos del sol siguen calentándolas desde lo alto, mientras la arena las calienta desde abajo. Siente esa calidez que aumenta cada vez más. Sabes que está bien sentirse así. No hay nada más importante a lo que prestar atención ahora. Te estás concediendo este descanso en la playa, porque disfrutas sintiendo la calidez y la paz que te proporciona. Sigue permitiendo que tus manos se calienten cada vez más. Cuando hayas alcanzado el máximo calor, puedes establecer la intención de ponerte en pie y volver al ascensor.

7. **¡Quizás quieras sacudirte la arena primero! Ahora, visualízate regresando por el sendero de arena hacia el ascensor.** Al entrar en él te sientes cálido y relajado. Cuando se cierra la puerta, puedes verte apretando el botón superior, que lleva al quinto piso. A medida que la suave voz del ascensor anuncia cada piso en su ascenso, puedes notar que estás cada vez más

alerta y lleno de una completa sensación de bienestar. «Segundo piso…, tercer piso», dice la voz al mismo tiempo que sientes un equilibrio y una paz internos. En el cuarto piso recuerdas que puedes utilizar este ascensor especial cada vez que quieras para bajar los cinco pisos que te llevan a la playa y saborear el cálido clima que te espera.

8. **Cuando el ascensor se va deteniendo, la voz suave anuncia: «Quinto piso; gracias por venir a tu playa especial. Por favor, ¡visítanos de nuevo!».** La puerta se abre y, al salir del ascensor, te sientes totalmente a gusto, energizado, concentrado y listo para recibir el día. Abre los ojos con una larga y agradable respiración, inspirando y espirando.

Reflexiones: Si te has puesto un termómetro en el dedo, mira su lectura. ¿Ha cambiado? ¿Cuánto?

¿Qué dice esta práctica sobre la capacidad que tienes de utilizar tu mente para que afecte a tu cuerpo? La idea de visualizar una playa no es más que un modo de imaginar que tus manos y pies se calientan.

¿Cómo podrías hacer de esto una práctica que utilices regularmente? ¿Cómo te sentirías? ¿Cómo te ayudaría a regular el estrés?

Compartir una historia inspiradora y esperanzadora

ESTILOS DE APRENDIZAJE

Los siguientes estilos de aprendizaje son compatibles con esta práctica:

Verbal-lingüístico
Musical-sónico
Social-interpersonal
Existencial-búsqueda de sentido

PENSAMIENTOS PARA TERAPEUTAS

¡Nuestros propios pensamientos pueden crear un tren metafórico que nos lleve a lugares que nos gustaría no tener que visitar! La imagen de un tren proporciona una perspectiva útil y una metáfora visual. Todavía recuerdo el momento en que le hice esta pregunta a un cliente cuyo parloteo mental no paraba: «Si subes al tren de los pensamientos negativos, incesantes, ¿a dónde te lleva? ¿Cuál es el final de la línea?». Su respuesta fue directa y acertada: «Me lleva a la Ciudad Obsesiva». Aunque en ese momento nos reímos, las implicaciones de esta afirmación eran profundas. He oído otras muchas respuestas a lo largo de los años, como la Tierra de la Ansiedad o la Ciudad del Estrés. Afortunadamente, hay muchos modos de bajarse del tren del estrés en la próxima estación, así que no hace falta seguir hasta el final de la línea.

Del mismo modo que una historia negativa o estresante puede comprar un billete para el tren del estrés, una historia inspiradora puede adquirir un billete para un tren totalmente diferente y una experiencia de esperanza. El psicólogo C. R. Snyder fue uno de los investigadores más destacados en el campo de la esperanza. Descubrió que quienes tenían poca esperanza encontraban dificultades a la hora de hallar recursos. Dado que no tener recursos suficientes es una de las causas de estrés, compartir o contar una historia inspiradora ayuda a crear relaciones. Y lo que es más importante, contiene el potencial para motivar y enseñar cómo superar obstáculos y obtener ayuda de los demás: las semillas de la esperanza.

CONSEJOS PARA TRABAJAR CON LOS CLIENTES

- Compartir una historia inspiradora y esperanzadora combina bien con la herramienta 26, «Saborear el éxito: pasado, presente y futuro». Puedes utilizar estas dos prácticas conjuntamente.
- Esta práctica es buena para los clientes que pueden estar atascados en el tren del estrés y no lo saben. «Compartir una historia inspiradora y esperanzadora» puede desatascarlos y hacerlos más conscientes de las historias que están contando.
- La esperanza es una habilidad que se aprende y puede modelarse mediante la narración de historias.
  - → Es una práctica interpersonal importante que puede resultar eficaz en grupo tanto como individualmente. En el primer caso, las historias inspiradoras de esperanza pueden contarse a todo el grupo, introducirlas asignándolas a alguien o compartirlas en parejas.
- Algunos recursos útiles para la esperanza son *The Handbook of Hope* [El manual de la esperanza] y *The Psychology of Hope* [La psicología de la esperanza], de C. R. Snyder. Sobre los niños y la

esperanza puede probarse con *Hope for the Journey: Helping Children Through Good Times and Bad* [Esperanza para el viaje: ayudar a los niños en los buenos y los malos tiempos], de Snyder, McDermott, Cook y Rapoff.

Documento: COMPARTIR UNA HISTORIA INSPIRADORA Y ESPERANZADORA

Las historias que contamos pueden crear estrés... y pueden liberarlo. Esas narraciones también pueden ayudarnos a encontrar esperanza y recursos que nos proporcionen un apoyo que nos motive, así como una información fundamental para superar los obstáculos que se presenten en el camino.

Comencemos con algunas citas que muestran cómo nuestras percepciones y nuestras historias nos afectan.

> *Soy anciano y he conocido muchos problemas en mi vida,*
> *la mayoría de los cuales nunca tuvieron lugar.*
> —Mark Twain

> *La esperanza es una orientación de la mente, una*
> *orientación del corazón. La esperanza no es la convicción*
> *de que algo terminará bien, sino la certeza de que algo*
> *tiene sentido independientemente de cómo termine.*
> —Vaclav Havel

> *La primavera está oculta en todas las estaciones.*
> —Maestro zen Daiensai

En esta práctica, verás cómo una historia inspiradora y esperanzadora puede reducir el estrés o incluso ayudar a construir relaciones con otros al escucharla. Sigue estos pasos para encontrar una historia inspiradora de esperanza procedente de tu propia vida. Para calificarla de historia inspiradora, ha de tener las siguientes características:

- Ha de presentar una dificultad a la que hiciste frente. ¡Ha de tener altibajos como cualquier historia buena, motivadora!
- Debe terminar con algo «elevado» o haber sido resuelta de manera positiva o beneficiosa. (Incluso la aceptación puede ser un resultado positivo).

- Los demás tienen que haberte ayudado, hasta cierto punto, a alcanzar la solución, por ejemplo:
  → *Ofreciéndote consejo que te permitió pensar en modos nuevos de lograr tu objetivo.*
  → *Dándote información útil.*
  → *Inspirándote o motivándote para avanzar.*

En el espacio que sigue escribe tu historia en detalle. (Opcionalmente, en otro momento puedes compartir esta historia con alguien). Asegúrate de incluir los siguientes elementos para describir toda la historia:

- Quién/Qué/Por qué/Dónde/Cuándo/Cómo: del mismo modo que un periodista que se limita a formular los hechos, describe cuándo ocurrió esa historia en tu vida. ¿Cómo se produjo esa situación? ¿Quién más estaba implicado en ella? (Siempre puedes cambiar los nombres para mantener la confidencialidad).

- Describe los sentimientos negativos que tuviste con el riesgo de estancarte. Dicho de otro modo, ¿cómo te sentiste emocionalmente al tener que hacer frente a la dificultad que plantea esa historia? Expresa todos los sentimientos —ya sean de tristeza, desesperanza, frustración, rabia, etc.– que experimentaste (estos son los momentos bajos).

- De nuevo como un periodista, describe los hechos relativos a cómo hallaste un recurso que te apoyase, cómo conseguiste ayuda o asistencia o cómo descubriste algún consejo útil que te ayudó a avanzar para encontrar una solución y un resultado positivo. Esta parte de la historia habla de tu capacidad de conseguir recursos y de tu habilidad para conectar con los otros de una manera confiada y positiva. (Un recurso podría ser una persona histórica a la que admires por su manera de superar los obstáculos, o incluso personajes sabios, fuertes, firmes de tu novela o película favorita).

- Finalmente, escribe las emociones positivas que sentiste al avanzar y dejar de estar estancado. Cuenta todos los sentimientos –ligereza, esperanza, felicidad, alegría, alivio, etc. que experimentaste (estos son los momentos altos).

Reflexiones: A veces es fácil olvidar todos los detalles de las propias historias inspiradoras. ¿Cómo has vivido la escritura de una historia inspiradora de esperanza procedente de tu vida?

¿Cómo te has sentido al volver a experimentar los momentos altos? ¿Qué es lo que más has aprendido de ti mismo y tus cualidades al escribir esta historia?

¿Te gustaría compartir una historia inspiradora con otros, así como escuchar la historia inspiradora de otro?

Busca historias inspiradoras esta semana en cualquier lugar que puedas y anótalas en el espacio que sigue. También podrías hacer un diario de historias esperanzadoras. Mira lo que tienen en común y observa cómo conectar con otros a menudo convierte las historias de dificultades en historias positivas e inspiradoras.

Ser el guijarro

ESTILOS DE APRENDIZAJE

Los siguientes estilos de aprendizaje son compatibles con esta práctica:

Verbal-lingüístico
Visual-espacial
Musical-sónico
Reflexivo-intrapersonal

PENSAMIENTOS PARA LOS TERAPEUTAS

El estrés puede producir estados mentales impredecibles y turbulentos como un mar encrespado. Utilizada adecuadamente y en unión con una palabra o frase, la mente puede hallar calma por debajo de esas olas. En *Calming Your Anxious Mind* (*Calmar la ansiedad*), el doctor Jeffrey Brantley, experto en reducción del estrés, escribe:

> Una de las prácticas de meditación más antiguas y frecuentes para lograr la concentración y la atención plena se centra en la propia respiración, pues practicar la conciencia de la respiración te hace volver inmediatamente al presente. Tomando la respiración como

punto de concentración, la capacidad natural que tienen la mente y el cuerpo de calmarse puede surgir.

La práctica «Sé el guijarro», que se presenta aquí, unirá la respiración con una palabra o frase que calme y actúe como un guijarro metafórico. Este pensamiento «guijarro» te hará descender por debajo de la superficie del estrés y el caos, y permitirá que tu mente descanse –como hace un guijarro– en el fondo del océano o del río. Al fin y al cabo, ¿qué necesita hacer un guijarro más que «ser» un guijarro?

La naturaleza calmante de esta práctica se ha utilizado desde hace mucho tiempo para el estrés, y se ha descubierto que incluso calma la ansiedad de los estudiantes y mejora la capacidad de focalizarse y concentrarse. Esto no debería sorprender, ya que esta práctica sitúa la atención en la palabra o palabras que calman y luego mantiene la atención en ellas. Con la tecnología que dispersa la atención, como Twitter y el envío interminable de mensajes de texto, esta práctica es una herramienta útil para prestar atención a este momento, al mismo tiempo que calma la mente y lleva la atención al ahora... y al ahora... ¡y sí, al ahora!

CONSEJOS PARA TRABAJAR CON LOS CLIENTES

• Utiliza las instrucciones que siguen como un guion que puedes leer para conducir a tus clientes a través de este proceso por primera vez, cuando estén en la sesión. Otras prácticas meditativas y contemplativas que combinan con esta son:
  → Herramienta 47, «Lecciones de la naturaleza».
  → Herramienta 48, «Afirmación de bondad amorosa».
• La práctica «Sé el guijarro» no está limitada al ámbito verbal. Algunos clientes, en especial los que tienen trastorno por déficit de atención e hiperactividad, pueden hallar más fácil centrarse en una imagen una y otra vez, en lugar de hacerlo en una palabra.

- Para los clientes que están más centrados en lo táctil y en el movimiento, la palabra *guijarro* puede decirse mientras se realiza algún movimiento, como dar un paso o incluso levantar un peso.
  - → Comienza con la práctica regular y luego adáptala como creas necesario para tus clientes.
  - → Esta práctica funciona cuando se hace de una manera regular, como cinco o diez minutos cada día, o día sí, día no.

Documento: SÉ EL GUIJARRO

Una práctica para aquietar y calmar la mente

A veces, el estrés puede activar y angustiar tanto nuestra mente que esta puede pasar a ser como un océano embravecido. Si alguna vez has salido al mar con aguas así, sabrás que marearse no es divertido. Para muchos, tener una mente tan agitada y turbulenta como esas aguas puede tener un efecto muy parecido.

Pero ¿y si fueras un guijarro que puede atravesar la superficie de esas aguas tumultuosas y descender allí donde el agua está quieta, en calma y tranquila? El guijarro no experimentaría el caos que hay arriba. Simplemente estaría descansando, en paz y cómodamente, en el fondo del océano. Esto es exactamente lo que puede hacer por ti esta práctica cuando estás estresado y con la cabeza dando vueltas. Para esta práctica, vas a utilizar una palabra o una frase que servirá como tu «guijarro», capaz de centrar tu mente y ayudarte a ir bajo la superficie de esas olas ruidosas, revueltas. Esta es una práctica suave que te conduce a ese lugar de mayor paz y hospitalidad interna. Sigue estos tres pasos que vienen a continuación.

Instrucciones

1. Elige una palabra o una frase

Para empezar, elige una palabra o una frase corta en la que puedas concentrarte y que puedas repetir en tu mente, una y otra vez. Las palabras o frases que puedes utilizar para esta práctica son infinitas.

Por ejemplo, puedes repetir mentalmente palabras como *uno*, *mente sosegada*, *paz*, *shalom* o *ahora*. He descubierto que a muchas personas les gusta usar *guijarro* porque es un término neutro y no tiene asociaciones para ellas. También puedes decidir utilizar una oración, como la antigua Oración de Jesús: «Señor Jesús, ten piedad de mí». Siéntete libre para ser creativo y utilizar las palabras que te parezcan adecuadas. Por ejemplo, conozco un apasionado del golf a quien la frase *bogey-free* le produce calma y lo ayuda. Si la palabra que empleas no te parece adecuada, siempre puedes probar otra la próxima vez. También es una buena idea evitar palabras que asocies con un recuerdo determinado. Si ves que una estimula la memoria o resulta invasiva al crear más pensamientos, puedes elegir otra más neutra. Incluso utilizar una palabra como *uno* se ha demostrado que reduce el estrés.

El objetivo de esta práctica es eliminar el estrés y aquietar tu mente alejándola de la turbulencia. Puedes imaginarla como dejar caer un guijarro en aguas turbulentas. La palabra en la que te concentres te llevará suavemente debajo de la superficie agitada, allí donde no hay olas; tu mente y tus pensamientos se estabilizarán y aquietarán en el silencio que existe bajo las olas. También puedes imaginar esta práctica como un modo de calmar la superficie para poder flotar sobre las aguas quietas.

Cuando empieces a centrarte en la palabra o la frase, concédete al menos diez minutos de tiempo en calma para reflexionar sobre ella. Es útil hallar un lugar tranquilo para sentarse, sea en un sitio cerrado o al aire libre. Si bien puedes hacer esta práctica acostado, es mejor que la hagas sentado, porque te será más fácil mantenerte despierto. Esto es cierto incluso si estás sentado en la cama. Deja pasar al menos una hora después de comer, ya que puedes estar demasiado somnoliento para mantener la concentración.

2. Siéntate tranquilamente con los ojos cerrados

Ahora siéntate tranquilamente y cierra los ojos. Mientras repites tu palabra, coloca un 10-15% de tu atención en la respiración. Asegúrate de que respiras de manera regular y desde el abdomen. Al pensar en tu palabra, no te concentres demasiado; no se trata de forzar nada ni de emplear un esfuerzo excesivo. Es, más bien, un modo suave y natural de descansar en la quietud que existe debajo del agua. Imagina que prefieres o favoreces tu palabra elegida frente a otros pensamientos. Si tu mente vaga y piensa sobre el pasado o el futuro durante un tiempo, está bien. Si incluso te sientes un poco somnoliento, también está bien. Sencillamente, vuelve tranquilamente a tu palabra. A veces, puede dar la impresión de que tu palabra se ha interiorizado, como si estuviese ahí aunque no la repitas. Si ocurre esto, permítete experimentarlo de este modo. Tus otros sentidos también pueden inmiscuirse mientras repites tu palabra. Puedes oír un ruido o sentir una sensación en tu cuerpo. No lo rechaces; tan solo percíbelo y vuelve a la respiración y la palabra.

3. Permite que los pensamientos negativos pasen

A veces, pueden aparecer sentimientos o emociones intensos mientras estás repitiendo tu palabra. Si experimentas un fuerte sentimiento negativo, observa qué sucede si te sientas con él hasta que pase. Tu mente se verá atraída de manera natural a él, y no necesitas explicarlo ni entenderlo, sino darte cuenta de si aumenta o disminuye su intensidad. Si por cualquier motivo no se disuelve y te sientes incómodo, siempre puedes detener la práctica abriendo los ojos, distrayéndote o descansando. Sabes que siempre puedes volver a esta práctica más tarde.

En otras ocasiones, puedes experimentar un sentimiento inspirador mientras realizas la práctica. Sea cual sea tu experiencia hoy, la próxima sesión de práctica puede aportar sentimientos totalmente diferentes. Date permiso para estar abierto a lo que surja.

A mí me gusta pensar en esta práctica como algo suave, de modo que si sientes la necesidad de cambiar de posición en el suelo, la silla o la cama, puedes hacerlo, pero hazlo con total atención. Quizás quieras utilizar un reloj o un cronómetro las primeras veces que la haces. Después de un tiempo sentirás cuándo han pasado diez minutos. Antes de abrir los ojos, siéntate en presencia de tu cuerpo con compasión. Luego, lentamente, ábrelos. También puedes terminar los diez minutos de atención con un breve mensaje o un agradecimiento.

Reflexiones: ¿Hasta qué punto esta práctica ha estabilizado tu mente? ¿Has podido permanecer con tu palabra-guijarro de una manera cómoda, sin tener que forzar nada?

Intenta saber cuánto dura tu práctica, como entre cinco o diez minutos, por ejemplo. Toma nota de tu nivel de estrés o de ansiedad antes y después de la práctica «Sé el guijarro». Utiliza una escala del 1 al 10, en la que 10 es el nivel más alto y 1 el más bajo. De este modo, puedes saber qué duración es la óptima para ti.

Como sucede con cualquier práctica, esta también funciona mejor cuando la usas con regularidad. ¿Cómo podrías programarla? ¿En qué momentos del día crees que sería más eficaz o más útil para reducir el estrés?

Ser un evasor inteligente del estrés

ESTILOS DE APRENDIZAJE

Los siguientes estilos de aprendizaje son compatibles con esta práctica:

Verbal-lingüístico
Lógico-matemático

PENSAMIENTOS PARA LOS TERAPEUTAS

Aprender cómo desintoxicar el cuerpo del estrés utilizando las distintas prácticas psicocorporales de la 4.ª parte de esta obra es un paso importante. Pero a menudo es fácil olvidarse de uno de los aspectos claves del estrés: ¡cómo evitarlo desde el principio!

El psicólogo, investigador y escritor Robert Epstein ha desarrollado una tabla de cuatro áreas de competencia del estrés a la que se remite cuando examina a la gente por sus capacidades de reducción del estrés. Tiene sentido que cada una de esas áreas necesite atenderse para tratar el estrés de una manera eficaz. Estas cuatro áreas comprenden lo bien que una persona gestiona las fuentes de estrés, evita que ocurra, practica técnicas de relajación y maneja los pensamientos.

Si bien aprender técnicas de reducción del estrés es una herramienta útil, ¿por qué no manejar y evitar el estrés que tenemos justo ante nosotros? Este documento titulado «Ser un evasor inteligente del estrés» atenderá esas áreas en las que podemos ser proactivos para prevenir el estrés.

CONSEJOS PARA TRABAJAR CON LOS CLIENTES

- Después de identificar los factores estresantes, ayuda a tus clientes a encontrar modos de resolver el problema para que puedan evitarlos.
- Si lo consideras oportuno, puedes trabajar con ellos utilizando esta plantilla, o decirles que la completen en casa después de la sesión.

  → Para resolver el problema puede ser útil realizar con el cliente la parte «Manejable/Evitable» del documento.

- He aquí dos recursos disponibles en la red que ofrecen tests *online* que pueden ofrecerse a los clientes para medir sus niveles de estrés:

  → La escala de estrés percibido (EEP), un inventario de diez preguntas desarrollado por el psicólogo Sheldon Cohen (mindgarden.com).
  → El inventario Epstein para individuos sobre el control del estrés (IECE-i), que consiste en veintiocho preguntas (mystressmanagementskills.com).

Documento: SÉ UN EVASOR INTELIGENTE DEL ESTRÉS

Piensa en algo que te estrese. ¿Quizás el tráfico al ir al trabajo por la mañana? ¿Las tareas domésticas que tienes que realizar? ¿El montón de cartas y facturas desordenadas que todavía no has aclarado ni pagado? Es normal que tengamos la impresión de que hay cosas que no podemos controlar que aumentan nuestros niveles de estrés. Ahora bien, ¿podemos controlarlas aunque sea un poco? Si bien es una buena idea utilizar métodos de relajación para desestresarnos, también es conveniente manejar y evitar el estrés cuando podamos y donde podamos.

1. Echa una ojeada para ver qué estrés resulta manejable o prevenible. He aquí una lista de sesenta factores estresantes potenciales. Para empezar, rodea con un círculo los que constituyan fuentes importantes de estrés para ti.
2. Escribe los factores estresantes que señales en la columna izquierda, «Fuentes de estrés», de la tabla que hay a continuación.

FUENTES DE ESTRÉS

- Adicción
- Animales salvajes
- Cocinar
- Compañeros de trabajo
- Conducir
- Correo sin abrir
- Crimen
- Deberes de casa
- Desastres naturales
- Desempleo
- Desorden
- Dieta/Peso
- Distracciones
- Divorcio/Juicio
- Envejecer
- Estudiar/Deberes

- Exámenes
- Fechas límite
- Finanzas
- Formación laboral
- Gastos médicos
- Hablar en público
- Hacer maletas
- Jefes
- Jubilación (ahorrar)
- Llegar tarde
- Luces deslumbrantes
- Malos olores
- Miedos
- Muerte/Pena
- Niños que lloran

- Objetivos
- Otros conductores
- Paternidad
- Perder un trabajo
- Perseguir un trabajo
- Planear boda
- Política
- Polución/Congestión
- Postergación
- Problemas tecnológicos
- Relaciones personales
- Religión
- Reparaciones coches
- Ruidos fuertes
- Salud
- Seguridad de los niños
- Seguridad personal
- Seguros de salud
- Sobrecarga tecnológica
- Subempleo
- Supervisar
- Tareas domésticas
- Tarjetas de crédito
- Tiempo atmosférico
- Tiendas de comestibles
- Trabajo nuevo
- Tráfico en horas punta
- Vacaciones

3. En la columna del medio, puntúa los factores estresantes que son importantes para ti, en una escala del 1 al 10, en la que 1 es el nivel más bajo y 10 el más alto de estrés.
4. En la columna de la derecha, escribe una «M» si el estrés es manejable y una «E» si es evitable. Un estrés evitable podría ser el tráfico en hora punta, ya que podría evitarse tomando otra ruta o programando las citas antes o después de las horas de mayor congestión de tráfico, si es posible. El tráfico en las horas punta también podría ser manejable saliendo hacia el trabajo unos cuantos minutos antes.

Intenta ser todo lo creativo que puedas respecto a manejar o evitar el estrés. Por ejemplo, si tienes demasiados papeles y facturas llenando desordenadamente la mesa del comedor, podrías manejar este estrés comprando una cajonera o un archivador para guardarlos y organizarlos. Escribe tu estrategia para manejar o evitar el estrés en la columna de la derecha.

Fuentes de estrés	Nivel de estrés 1-10	Manejable/Evitable

Fuentes de estrés	Nivel de estrés 1-10	Manejable/Evitable

Reflexiones: ¿Cómo crees que tus métodos para evitar o manejar el estrés afectarán a tus puntuaciones? Escribe a continuación tus predicciones, y cuando apliques tus ideas, podrás ver hasta qué punto son acertadas.

¿Cuál será la principal dificultad a la que tendrás que hacer frente al aplicar cualquiera de tus planes de reducción del estrés? ¿Qué plan será el más fácil de aplicar?

Dado que no siempre es posible evitar completamente el estrés, ¿qué prácticas de relajación podrías emplear? ¿Con qué factores estresantes puedes utilizarlas?

Plantéate la posibilidad de resolver problemas junto con otras personas, para ver si existen otros modos de trabajar con los factores estresantes a los que te enfrentas. Escribe a continuación los nombres de aquellos que podrían ayudarte a resolver los problemas. ¿Hay alguien en tu vida que esté dispuesto a reducir tu estrés por medio de hacerse cargo de alguno de los factores que te resultan estresantes? ¡A medida que trabajas para disminuir las fuentes de estrés en tu vida, puedes descubrir una sensación de mayor tranquilidad y una actitud más ligera!

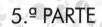

5.ª PARTE

HERRAMIENTAS DE MINDFULNESS PARA EL DOLOR

Surfear el cuerpo (escáner corporal)

ESTILOS DE APRENDIZAJE

Los siguientes estilos de aprendizaje son compatibles con esta práctica de meditación corporal:

Verbal-lingüístico
Corporal-cinestésico-táctil
Reflexivo-interpersonal

PENSAMIENTOS PARA LOS TERAPEUTAS

El dolor constituye un factor estresante importante en la vida diaria. Un estudio sobre el estrés, coordinado por la American Psychological Association ('asociación estadounidense de psicología'), halló que el 69 % de quienes respondían –casi siete de cada diez– se quejaban de un síntoma físico relacionado con el estrés. Además, hay otros muchos experimentando estados de dolor crónico, desde el síndrome del colon irritable y el síndrome de fatiga crónica hasta dolor de espalda y otros tipos de inflamación. En lugar de tomar analgésicos, que son adictivos y tienen efectos secundarios importantes, muchos preferirían una alternativa más natural.

El documento «Surfea el cuerpo» no es un sustituto de la medicación, pero puede ayudar al paciente a tolerar mejor el dolor y a gestionarlo y, en algunos casos, a reducir el nivel de prescripción de analgésicos. Hay fundamentos sólidos para utilizar esta práctica. Por ejemplo, el estudio de investigación «Mecanismos cerebrales que apoyan la modulación del dolor mediante la meditación mindfulness», publicado en el *Journal of Neuroscience*, describía cómo la meditación mindfulness reducía la incomodidad del dolor en un 57 % y su intensidad en un 40 %.

Los beneficios claves de la práctica «Surfea el cuerpo» son dos. En primer lugar, cambia el modo en que alguien experimenta sensaciones de dolor en el cuerpo. Puede ayudar a distinguir entre la sensación real y la narración que se dispone alrededor de esa sensación. Como ejemplo, alguien cuya carrera se ha visto echada a perder a causa de un estado doloroso puede sentir la pérdida devastadora de esa carrera activada por la sensación de dolor. El escáner corporal ayuda a separar esas dos dimensiones. Sí, la sensación y el dolor están relacionados, pero son muy diferentes el uno del otro. La conciencia de ello puede ayudar a los individuos a tratar la sensación, en lugar de añadir el sufrimiento opcional que procede de la narración que nos hacemos de la pérdida.

En segundo lugar, el escáner corporal nos enseña cómo entrenar la mente para prestar atención de una determinada manera, como un testigo neutral, impasible. De este modo, se experimentan las sensaciones dolorosas de un modo nuevo. También ayuda a enseñar cómo centrar y mantener la atención, en lugar de tener la mente vagando de un lugar a otro como un cachorro lleno de energía. «Surfea el cuerpo» es una buena práctica para entrenar la mente-cachorro.

CONSEJOS PARA TRABAJAR CON LOS CLIENTES

- Si vas a trabajar con clientes utilizando la práctica de escanear el cuerpo, es aconsejable que antes hayas hecho tu propia práctica de «Surfea el cuerpo». Esto te ayudará a preparar las preguntas que puedan surgir.

  → Para clientes con ansiedad, piensa en la posibilidad de utilizar «Surfea el cuerpo» en tándem con la herramienta 17, «Percibir y puntuar la ansiedad del cuerpo».

- Utiliza las instrucciones del documento como un guion que se puede leer para conducir a tus clientes a través del escáner corporal en la sesión. Puede grabarse, y hay grabaciones *online* y CD del escáner corporal, como la *Inner Smile Meditation*.
- Hazles saber a tus clientes que pueden detenerse o hacer un descanso en cualquier momento.

  → Esto es importante si alguien arrastra un trauma corporal o está disociado de su cuerpo, como quienes padecen un trastorno alimentario, como anorexia o bulimia.
  → Para quienes padecen un trauma corporal o cierta disociación, una versión limitada del escáner corporal, como escanear solo el dedo meñique, puede ser una manera inocua y más segura de introducirlo.

- El escáner corporal puede ser útil no solo para quienes experimentan dolor, sino también para muchos estados en los que enraizarse en el cuerpo puede ser de ayuda, desde la recuperación en casos de adicción hasta la ansiedad y la depresión.

Documento: SURFEA EL CUERPO (EL ESCÁNER CORPORAL)

Busca un lugar tranquilo en el que puedas sentarte o acostarte durante varios minutos mientras sigues los pasos señalados a continuación. **Por favor:** Si padeces algún trauma o experimentas una incomodidad grave que sientes que no puedes tolerar mientras surfeas el cuerpo, siempre puedes abrir los ojos y detenerte. Al hacer esta práctica siempre llevas el control.

Instrucciones:

Algunas ideas orientativas antes de comenzar. Vas a llevar la atención a tu cuerpo. El objetivo de esta actividad no es relajarte, sino aumentar tu conciencia y percibir las sensaciones corporales que puedan presentarse en cada instante. Si en algún momento sientes incomodidad, puedes recordar que no es más que una sensación. La sensación no define quién eres. Solo estás observando señales, y puedes darte cuenta de que la conciencia de la sensación de dolor no es la propia sensación de dolor, sino solamente conciencia. Esto te puede llevar a una mayor comprensión de la incomodidad o el dolor. **Si en cualquier momento una sensación te resulta abrumadora, puedes abrir los ojos y detenerte, o pasar a otra parte del cuerpo en la que no haya dolor ni ninguna sensación negativa.** No obstante, debes saber que permaneciendo con el malestar te permites convertirte en testigo del sentimiento y la sensación que existen y experimentar todo lo que está ocurriendo. Si te duele una zona del cuerpo, como el cuello o los hombros, puedes descubrir que centrarte en esa zona aumenta la sensación. Una vez más, siempre puedes llevar la atención a otra parte del cuerpo y volver más tarde a la zona dolorida.

Recuerda que esta práctica puede producir relajación o no. Cada vez que la practiques será diferente. Estás invitado a abandonar las expectativas como parte de la práctica. Este es un proceso muy proactivo a través del cual estás escaneando realmente la corteza motora y sensorial de tu cerebro. Es una especie de masaje cerebral y corporal desde dentro.

1. **Para empezar, centra tu mente en la presencia de tu cuerpo.** Haz tres respiraciones profundas y siente cómo se mueve tu diafragma. Percibe lo maravilloso que es que cada respiración llene tus pulmones, envíe oxígeno a tus músculos y tus órganos y te sostenga. Puedes mover los dedos y sentir cómo siguen tu orden sin esfuerzo alguno. Durante unos instantes siente gratitud hacia este cuerpo, este extraordinario regalo que posees.

2. **Ahora utilizarás la imaginación.** Imagina, por ejemplo, que tu respiración lleva tu conciencia a cualquier parte del cuerpo. Inténtalo ahora, al realizar la primera respiración. Imagina cómo desciende el aire por el lado izquierdo del cuerpo y acompaña el proceso con tu atención. Llévalo hasta la pierna izquierda y el pie izquierdo y sigue el recorrido hasta las puntas de los dedos del pie. Permite que toda tu conciencia se asiente en ellos. Tan solo percibe cualquier sensación que surja y desaparezca. Si no hay ninguna sensación, también está bien. No tienes que producir una. Mientras lo haces, puedes detenerte un momento para reconocer lo magistralmente que han sido construidos los dedos de tus pies para ayudarte a caminar y transportar tu peso. Imagina tus dedos desde dentro, llenos de músculos, tendones y huesos, todos ellos funcionando de manera coordinada. Experimenta un sentimiento de gratitud y agradecimiento hacia ellos. Al respirar, puedes visualizarlos llenándose de la respiración, llevando más conciencia todavía a esa parte del cuerpo. Haz esto durante unos momentos. Cuando estés listo para pasar a la siguiente parte del pie, espira para liberar tu atención de los dedos. Opcionalmente, si quieres, puedes detenerte un momento para enviar gratitud y aprecio a cada parte del cuerpo conforme vas realizando este ejercicio.

3. **Respira ahora hacia la planta de los pies, el tercio anterior de los pies y los talones.** Lleva toda la atención a esta parte de los pies. Percibe cualquier sensación que haya en las plantas. Siente los tendones y el tejido que hay debajo de la piel. Percibe cualquier sensación o señal procedente del interior de esta parte del cuerpo. De nuevo, opcionalmente, puedes dar gracias a las plantas de los pies por sostener tu cuerpo y por permitirte sentir sensaciones cuando caminas, cuando te mueves y

cuando permaneces activo. O puedes limitarte a seguir percibiendo cada parte del cuerpo. Una vez más, espira para liberar la conciencia de esta parte del cuerpo.

4. **Ahora, con tu próxima respiración, llevarás la atención hasta los tobillos, dándote el tiempo necesario para experimentar plenamente cualquier sensación que se haga presente.** Puedes imaginar el interior de esta parte de tu cuerpo, cómo es al mismo tiempo flexible y lo suficientemente fuerte como para ayudarte a girar y cambiar de dirección. Permítete soltar cualquier sensación para establecer contacto con la sensación siguiente cuando aparezca. De este modo puedes establecer contacto con nuevas sensaciones a medida que aparecen, una tras otra. Si tu mente vaga en cualquier momento, no pasa nada: date cuenta de a dónde ha ido −puedes etiquetarlo como «mente vagando» o «pensando»−, y luego vuelve a llevar la atención al instante presente centrándola en los tobillos. Puedes etiquetar a dónde va tu mente: si se trata de una imagen en el ojo de la mente, etiquétala como «visión»; si un sonido «secuestra» tu mente, etiquétalo como «oyendo», y luego vuelve a sentir el cuerpo.

5. **Sigue subiendo por el lado izquierdo del cuerpo.** Respira e imagina que la respiración lleva la atención a cada parte a medida que percibes la espinilla, la pantorrilla, la rodilla, la mano, el antebrazo, la parte superior del brazo, el hombro, la espalda, la columna vertebral, el cuello, y luego la cabeza (el rostro, el cráneo y el cuero cabelludo). Tras llegar a la cima del cuerpo, puedes completar el escáner corporal descendiendo por la parte derecha hasta llegar a las puntas de los dedos del pie derecho.

6. **Las extremidades pueden surfearse u, opcionalmente, también puedes escanear las partes internas del cuerpo, como el corazón, los intestinos, el estómago, los genitales, los riñones, el hígado, la espina dorsal y el cerebro, así como otros órganos de los sentidos que ayudan a tu bienestar.** Siente tu conexión con cada una de esas partes que te ayudan a hacer posible una vida gozosa y plena.

7. **Cuando hayas terminado esta práctica al haber recorrido todo tu cuerpo, permítete descansar durante unos momentos en su presencia.** Da gracias y pídele a tu cuerpo que te guíe

para hacer lo que más te convenga. Hazle saber que prestarás atención a las señales que te envía y que atenderás todos sus avisos; comprobarás lo que te diga y lo cuidarás por medio de aprender sobre tu salud y sobre medidas preventivas. En estos momentos, quizás estés ya sonriendo y dispuesto a hacer frente al día (o la noche, en su caso). Esta es una maravillosa práctica antigua que te ayudará a encontrar la fuerza para hacer lo que sea correcto para tu cuerpo y para el resto de tu ser.

En conclusión: Durante el día, sé más consciente de tu cuerpo; realmente te hará saber cuándo está contento y cuándo no. Conozco a varias personas que me han dicho que se sienten menos energizadas cuando toman demasiada cafeína. Es fácil hacer correcciones, si te tomas el tiempo necesario para hacerte amigo de tu cuerpo.

Reflexiones: ¿Cómo puedes hacer que el escáner corporal sea una práctica diaria? ¿Cuándo crees que sería un buen momento para hacerlo?

¿Cuál será la mayor dificultad que encontrarás para aplicar el escáner corporal?

La práctica «Surfea el cuerpo» es un potente método de enraizamiento. Pero no necesariamente ha de utilizarse en la forma exacta antes descrita. ¿Cómo podrías adaptarla para crear el estilo americano de un minuto de escáner corporal para saludar al cuerpo por la mañana o en cualquier momento durante el día?

La actitud de aceptación

ESTILOS DE APRENDIZAJE

Los siguientes estilos de aprendizaje son compatibles con esta práctica:

Verbal-lingüístico
Existencial-búsqueda de sentido

PENSAMIENTOS PARA LOS TERAPEUTAS

A veces, la energía y la emoción con que nos resistimos a una situación o estado que se presenta en nuestra vida pueden crear tanto sufrimiento como el propio estado. El rechazo, la inconsciencia o la negación a la hora de hacer frente a nuestro estado o situación no ayudan. Solo nos destinan a repetir viejas conductas o patrones inadecuados una y otra vez. Con la aceptación, estamos dispuestos a aceptar nuestra situación y la libertad de avanzar de una manera nueva, a menudo más sana.

La aceptación se malinterpreta a veces como resignación. En realidad, son conceptos muy distintos. La resignación es un modo de abandonar y sentirse desesperanzado frente al dolor, una limitación o un abuso. Es una incapacidad de avanzar o realizar cambios. La aceptación, por el contrario, es una elección. Con la aceptación, uno es consciente de una situación difícil a la vez que comprende lo que puede controlar y lo que no.

Podemos tener aceptación de las emociones difíciles que proceden del dolor y las limitaciones físicas —la rabia, la frustración y los sentimientos de desesperanza—. Pero podemos también hallar aceptación de modos de vivir con el dolor que pueden invitar a la alegría y el sentido. La aceptación es un medio potente de hallar significado durante cualquier tipo de pérdida. Este documento está diseñado para ayudar a avanzar más hacia la aceptación.

CONSEJOS PARA TRABAJAR CON LOS CLIENTES

- Ayuda a tus clientes a comprender la diferencia entre aceptación y resignación.
  - → La aceptación puede no cambiar una situación, pero cambia el modo de sentirse ante ella y de responder.
- Otras tres prácticas relacionadas que ayudan mucho a sostener la sabiduría de la aceptación son las siguientes:
  - → Herramienta 43, «La meditación del oso».
  - → Herramienta 48, «Afirmación de bondad amorosa».
  - → Herramienta 50, «En paz con el dolor».

Documento: LA ACTITUD DE ACEPTACIÓN

¿Has luchado alguna vez contra algo en tu vida que no podías cambiar? Quizás cuando tenías quince años querías conducir un coche, pero la edad para poder conducir era superior. O tal vez no lograste entrar en la universidad que querías. O acaso perdiste el trabajo para el que te entrevistaron. Sí, podías volverte loco, enfadarte y sentirte frustrado, o podías aceptarlo y seguir adelante. La aceptación es la capacidad de avanzar, y significa que todavía puedes encontrar otro trabajo, ir a otra universidad o esperar a ser un poco más mayor para poder conducir.

La aceptación hace referencia a lo que está bajo nuestro control. Puede incluso ser la actitud con la que hacemos frente a situaciones indeseadas que no podemos controlar o cambiar. La pérdida de la salud física y el dolor son dos de esas situaciones indeseadas. Al responder a las preguntas que vienen a continuación, verás si una actitud de aceptación podría ayudarte. Recuerda que la aceptación es una elección, y es muy diferente de la resignación. No confundas las dos. La resignación significa abandonar y ser incapaces de ver lo que podemos y lo que no podemos controlar.

La oración de la serenidad, piedra angular de los programas de doce pasos, apunta de manera elocuente:

Dios, concédeme la serenidad
para aceptar las cosas que no puedo cambiar,
el coraje para cambiar las que puedo
y la sabiduría para conocer la diferencia.

Instrucciones

El modo que elijas de utilizar el lenguaje respecto a tu situación y tu dolor puede influir en cómo te sientas. Contesta a las preguntas siguientes para explorar el concepto de aceptación, así como para hallar nuevos modos de trabajar con el lenguaje. La aceptación no es una respuesta, sino un lugar desde el que el cambio puede comenzar. Cuando piensas en tu dolor o tus limitaciones físicas, ¿cómo les describes a otros el modo en que afecta a tu vida? ¿Qué palabras claves cuentan realmente la historia?

¿Cómo hace que te sientas esta descripción? ¿Qué emociones surgen en ti al contar a otros tu dolor?

Si pudieras darle un nombre a tu dolor o al estado de tu salud, ¿cuál sería? Puedes llamarlo como a un personaje de dibujos animados, un color, un objeto o incluso un sentimiento. Elige el nombre que quieras, y siéntete libre para ser creativo.

Si el nombre anterior que propusiste para tu dolor o tu estado de salud te produjo sentimientos negativos, propón un nuevo nombre. Piensa en una palabra o un nombre que pueda hacerte reír o sentirte menos negativo. Una vez más, puedes extraerlo de la televisión, del cine o de cualquier idea u objeto. Averigua si es posible hallar un nombre que te haga sonreír.

¿Qué te parecería no luchar ni tener que ir a la guerra con tu dolor o tu estado?

¿Qué parte o partes de tu dolor o tu estado puedes empezar a aceptar? Por ejemplo, ¿puedes escuchar tu dolor como escuchas a un miembro querido de tu familia? ¿Puedes ocuparte de tu dolor como te ocuparías de un amigo herido? ¿Puedes mirar tu dolor como contemplas la foto de una persona heroica a la que admiras?

_____

_____

_____

_____

¿Cómo podría una actitud de aceptación cambiar el modo como te sientes? ¿Cómo cambiaría la historia que contarías para describir tu dolor o tu estado? Escribe a continuación esa nueva historia, aunque no estés totalmente comprometido con ella o no la creas del todo. Tan solo mira cómo te sonaría y qué impresión te daría.

_____

_____

_____

_____

¿Qué consejo te daría tu yo sabio, cariñoso, acerca de aprender a aceptar?

_____

_____

_____

_____

La meditación del oso

ESTILOS DE APRENDIZAJE

Los siguientes estilos de aprendizaje son compatibles con esta práctica:

Verbal-lingüístico
Visual-espacial
Musical-sónico
Reflexivo-intrapersonal

PENSAMIENTOS PARA LOS TERAPEUTAS

Cuando no podemos hallar una respuesta racional para nuestros problemas, la meditación ofrece otro camino. Si bien meditar no es una panacea que hará que el dolor desaparezca, proporciona otros beneficios. Para algunos, puede producir una sensación de paz, ecuanimidad y determinación. Puede hacer más profunda la propia comprensión a través de un destello de discernimiento. Y puede ayudar a estar presente y ser testigo del propio dolor de un modo cariñoso y compasivo.

Esta meditación puede hacerse en la sesión, y funciona mejor en personas que tienen una formación o una inclinación espiritual o religiosa.

CONSEJOS PARA TRABAJAR CON LOS CLIENTES

• Utiliza las instrucciones como un guion que puedes leer para conducir a tu cliente a través de «La meditación del oso».

→ Haz una pausa en los lugares apropiados para darle tiempo a que experimente la meditación.

• Esta práctica es útil para todos, se identifiquen o no con una creencia en Dios o en un poder superior. El cliente puede imaginar a su propio yo sabio y cariñoso como la fuente con la que entra en contacto.

→ Las prácticas meditativas se han utilizado en todas las tradiciones. He aquí otras dos meditaciones que pueden proporcionar el alivio que tanto se necesita:

→ Herramienta 48, «Afirmación de bondad amorosa».

→ Herramienta 50, «En paz con el dolor».

• Hazles saber a los clientes que el objetivo de esta meditación no es eliminar el dolor, sino ayudar a aceptarlo, comprenderlo y trabajar con él bajo una nueva luz.

Documento: LA MEDITACIÓN DEL OSO

En la película *El gran Lebowski*, hay una escena en la que el extraño le dice al personaje de Jeff Bridges las palabras siguientes: «A veces tú te comes al oso y a veces, bueno, él te come a ti».

El oso puede ser cualquier dificultad o situación no resuelta de tu vida, como el dolor que tienes que soportar. Lo interesante sobre el oso es esto: ¡tu actitud ante él puede marcar toda la diferencia del mundo! Si provocas al oso e intentas lograr que se vaya, puede atacarte y convertirte en su comida. Puedes probar a tener paciencia con él, puedes intentar esperar y sobrevivir y quizás se vaya. Puedes incluso intentar hacerte amigo del oso, para que podáis coexistir. Otro enfoque sería estar presente de manera compasiva hacia ti y hacia el oso, ser testigo, por así decirlo.

Así pues, ¿qué actitud elegirías?

Instrucciones

Sigue los pasos que vienen a continuación para ayudarte a tratar con el oso. Emplea «La meditación del oso» no tanto para encontrar una solución como para reconocer tu disponibilidad a estar abierto a escuchar una nueva perspectiva al tratar con él.

1. Busca un lugar tranquilo en el que puedas sentarte en silencio todo el tiempo que necesites. Antes de comenzar, establece la intención siguiente: «Que mi poder superior escuche con amor y compasión. Que mi poder superior no me juzgue. Que me encamine hacia un sendero sabio lleno de una conciencia más profunda, de significado y de autocompasión».

2. Mantén un diálogo sincero con el poder superior que reconozcas acerca de tu dolor. Emplea unos momentos para pensar sobre este poder superior, que puede ser cualquier cosa, desde una creencia en Dios hasta el yo interior sabio y comprensivo, pasando por un ser sabio y amable, como la Madre Teresa, san Francisco, Buda o cualquier otra persona admirada. Si quieres, puedes visualizar a tu poder superior sentado frente a ti. Di cómo el oso está afectando a tu vida. Haz que tu poder superior conozca tus miedos, preocupaciones, emociones y problemas. Mientras cuentes tu historia, debes saber que tu poder superior está escuchando atentamente. Además, tienes que saber que tu poder superior viene a estar a tu lado justo ahora, porque se preocupa profundamente de tu bienestar.

3. Hazle saber a tu poder superior que esta dificultad es algo que no puedes manejar fácilmente por ti mismo, y que has venido para pedirle ayuda. Visualiza a tu poder superior comprendiendo y apreciando plenamente la sabiduría que tienes al pedir apoyo. Tómate unos momentos para sentir lo hermoso que es no llevar la pesada carga de hacer frente al oso tú solo. Siente la ligereza de esto.

4. Pídele a tu poder superior tener el coraje necesario para «sentarte» con el oso. Hazlo sin expectativas, solo para poder entender mejor al oso. El poder superior puede ayudarte ahora; quizá te ofrezca otro punto de vista, una manera sabia de estar con tu situación. Entrégate a lo que suceda. Si hay tristeza, ofrécela al poder superior para que la sostenga. Pase lo que pase, has de saber que el poder superior está ahí, contigo, apoyándote y mandándote amor y compasión en cada momento. Permanece sentado todo el tiempo que necesites.

5. Todavía no has terminado. Ahora, harás algo que quizás has pensado que es imposible: te pondrás en el lugar de tu poder superior. Esto no quiere decir que tú seas este poder superior, sino que puedes verte con cariño y compasión y amor a través de sus ojos. Desde esa perspectiva privilegiada, observa qué sientes al mirarte a ti mismo. Observa tu coraje, aprecia tu fortaleza, sé testigo de tu sabiduría. Solo tienes que hacer esto durante unos cuantos segundos. Ahora, vuelve a estar presente en tu cuerpo.

6. Finalmente, pronuncia una bendición de agradecimiento por el modo en que tu yo superior ha estado disponible para ti, y por cómo seguirá haciéndolo cada vez que necesites apoyo en el futuro o siempre que quieras hacer otra meditación.

Reflexiones: ¿De qué manera «La meditación del oso» ha cambiado tu aproximación al oso? ¿Qué has aprendido sobre él o sobre ti mismo?

¿Qué te parece saber que puedes establecer contacto con tu poder superior cuando lo necesites? ¿Cómo crees que puede resultarte útil?

Apartar la atención

ESTILOS DE APRENDIZAJE

Los siguientes estilos de aprendizaje son compatibles con esta práctica:

Verbal-lingüístico
Visual-espacial
Musical-sónico
Corporal-cinestésico-táctil
Matemático-científico-lógico
Social-interpersonal
Reflexivo-intrapersonal
Naturalista
Existencial-búsqueda del significado

PENSAMIENTOS PARA LOS TERAPEUTAS

La parte más humana del cerebro, la corteza prefrontal, tiene muchas capacidades sorprendentes. Un talento natural que posee es la capacidad de concentrarse de manera selectiva. Esto significa que podemos ampliar o estrechar el campo de nuestra atención. Esta capacidad es lo que ayuda a los pilotos a aterrizar en caso de emergencias inesperadas. Los pilotos están totalmente centrados en lo que están haciendo –¡no están pensando en ir al supermercado más tarde ni en comprobar si tienen correo!–. Se han formado de manera experta para seguir un plan B, y lo llevan a cabo metódicamente.

Por fortuna, podemos tener un plan B cuando el dolor se vuelve demasiado intenso. Hay muchas historias de personas que han sido sometidas a operaciones quirúrgicas menores o han ido al dentista sin ponerse anestesia. Lo logran porque son capaces de distanciarse del dolor centrando su atención en otra parte. Del mismo modo, «Apartar la atención» es eficaz para llevar la atención hacia algo agradable. Lo mejor de todo es que puede practicarlo cualquiera, ya que utiliza todos los estilos de aprendizaje.

CONSEJOS PARA TRABAJAR CON LOS CLIENTES

- Junto a «Apartar la atención», puedes incorporar las prácticas siguientes, como modos de redirigir la atención hacia lo positivo y hacer frente al dolor:
  - → Herramienta 25, «Mis cosas favoritas».
  - → Herramienta 31, «La ligereza de la risa».
- Incluso si un cliente no puede practicar activamente un *hobby*, resuelve el problema con él buscando algo que se relacione con esa actividad agradable.

Documento: APARTAR LA ATENCIÓN

¿Has oído alguna vez el sonido de una sirena mientras conducías el coche? ¿Te diste cuenta de que tu atención se estrechaba y se concentraba en el sonido? Te preguntaste si la sirena pertenecía a un camión de bomberos, una ambulancia o un coche de policía, y de qué dirección venía el ruido. Y en ese momento probablemente te olvidaste de muchos de los otros sonidos y de las cosas que podías ver a tu alrededor. Eso se debe al poder de concentrar la atención.

Del mismo modo, los magos utilizan tu propia capacidad de concentrarte contra ti; te distraen y consiguen que te centres en lo que ellos quieren. Eso se hace para que no te des cuenta de dónde están colocando el objeto que harán desaparecer. Mediante esta práctica de «Apartar la atención», lograrás ser tu propio mago. En este truco mágico verás si puedes hacer que desaparezca tu dolor, o al menos disminuya, por medio de centrarte intensamente en otras cosas de tu entorno o en acciones que atraigan tu atención hacia otro lugar.

Instrucciones:

Para ayudar a que aumenten tus capacidades de «Apartar la atención», vas a crear una «caja de la comodidad». Esta caja contendrá todas las ideas y modos a través de los cuales puedes sentirte cómodo, para crear cierta distancia respecto del dolor y para ayudarte a prestar atención a aquello que puede proporcionarte algún tipo de placer.

En una «caja de la comodidad» puede haber de todo. Puede incluir cosas como una meditación o un CD con música que te inspire, una vela con fragancia de lavanda o incluso una tableta de chocolate. También puede contener notas que te digan qué hacer, como mirar un álbum de fotos que te haga sonreír. Examina los conceptos que vienen a continuación y rodea con un círculo aquellos que sientas que captarán positivamente tu atención. Si algo te ha funcionado en el pasado, inclúyelo en tu caja de la comodidad.

¿Qué aspecto tiene una «caja de la comodidad»? ¡El que quieras! Puede ser una caja de cartón que has decorado o etiquetado. Puede ser un joyero o un recipiente utilizado para algo diferente. Puedes decorarlo, pintarlo y darle un aspecto expresivo.

ACTIVIDADES CÓMODAS

Haz un círculo en las actividades que sabes que apartarán tu atención, aunque sea en una pequeña medida. Una vez hecho, escribe tus selecciones en una hoja de papel para ponerla en la «caja de la comodidad». Adapta la actividad de modo que te resulte manejable. Por ejemplo, un paseo por la naturaleza puede significar andar seis metros más allá de la puerta y percibir la hierba, los setos, las plantas y las flores antes de regresar.

- Dar un paseo por la naturaleza
- Encontrarte con un amigo
- Comer
- Sentarte en la naturaleza
- Preparar una buena comida
- Comer comida con la que disfrutar
- Ejercicio apropiado
- Llamar a un amigo
- Escribirle a un amigo
- Leer un libro favorito
- Ver una película favorita
- Escuchar una canción inspiradora
- Dibujar o hacer esbozos
- Mirar una flor
- Oler una rosa
- Hacer un crucigrama
- Hacer un sudoku
- Leer chistes
- Leer un poema
- Leer un pasaje
- Escribir (algo divertido)
- Hacer estiramientos
- Respirar profundamente
- Sonreír (sin motivo)
- Ver un *show* televisivo favorito
- Estar con la mascota
- Hacer solitarios
- Jugar a las cartas con alguien
- Rezar/Meditar
- Jugar a algo como el Scrabble
- Hacer pompas de jabón
- Aprender algo nuevo
- Escribir un recuerdo positivo
- Practicar el vocabulario
- Tomar un refresco
- Tomar una bebida caliente
- Ponerte tu ropa preferida
- Pensar en una persona preferida
- Hallar el color/arte favorito
- Disfrutar de la habitación preferida
- Sentarte en un sillón cómodo
- Reírte con tu programa favorito

Reflexiones: En el espacio que hay a continuación, añade otras actividades cómodas que te ayuden a apartar la atención.

COSAS CÓMODAS

Rodea con un círculo lo que te atraiga.

- Vela con fragancia
- Película favorita
- DVD favorito
- CD preferido de música alegre
- Comida predilecta
- Libro preferido
- Poema favorito
- Cita inspiradora preferida
- Aromaterapia
- Fotos (amigos, familia)
- Baño de espuma
- Soplador de burbujas
- Crema de manos preferida

- Recuerdo favorito
- Joya favorita
- Carta hermosa
- Diario de recuerdos positivos
- Libro con rompecabezas
- Rosario para oraciones
- Objeto o icono espiritual
- Escritura favorita
- Juego de niño preferido
- Juego de cartas
- Bebida favorita (chocolate caliente, limonada).

Reflexiones: En el espacio que hay a continuación, añade otras cosas cómodas que te ayuden a apartar la atención.

....

....

....

....

....

....

Para ver hasta qué punto eres un buen mago y lo bien que esto funciona para ti, puntúa tu nivel de dolor antes y después de utilizar una actividad o un objeto de tu comodidad. De este modo, podrás descubrir qué es lo que mejor te funciona a ti. Utiliza una escala del 1 al 10, en la que 1 es el dolor más bajo y 10 el más intenso. Puedes hallar que ciertas actividades/cosas funcionan mejor cuando el dolor es débil al comienzo, mientras que otras funcionan mejor cuando el dolor es alto al comienzo. Emplea la tabla siguiente como guía, o haz la tuya propia. Recuerda utilizar la actividad o el objeto durante un tiempo lo suficientemente largo como para que sea efectivo.

Dolor antes (1-10)	Actividad/ cosa cómoda	Dolor después (1-10)

Descentralizar el dolor

ESTILOS DE APRENDIZAJE

Los siguientes estilos de aprendizaje son compatibles con esta práctica:

Verbal-lingüístico
Corporal-cinestésico-táctil
Reflexivo-interpersonal

PENSAMIENTOS PARA LOS TERAPEUTAS

Si hay algo que hace que sea difícil trabajar con el dolor es lo subjetivamente que se siente y se experimenta. El dolor pertenece a quien lo padece. Es su propietario, y lo tiene como cualquier otra cosa que posee. Puede ser no deseado, pero aun así se experimenta como algo que le pertenece a uno. Esta experiencia personal funde a quien lo padece con el dolor y, a menudo, puede resultar difícil separarlos: «Mi dolor no puede distinguirse de mí, y yo soy mi dolor». Una vez fundidos, hay una reactividad negativa constante al desencadenante del dolor, que puede producirse instantáneamente. Es más, está el sufrimiento emocional procedente de creer que este dolor forma parte de la propia identidad.

Distanciarse del dolor, no considerándolo tan personalmente, puede eliminar la culpa, la vergüenza, la rabia y otras emociones negativas asociadas con él. Ni que decir tiene que esto es más fácil decirlo que hacerlo. Nuestra tendencia a procesar nuestras historias desde el punto de vista egocéntrico es algo a lo que estamos fuertemente condicionados. Ahora bien, esto no significa que no podamos aprender un nuevo modo de experimentar y ampliar la historia hacia una perspectiva más descentralizada.

Un método mindfulness para trabajar con los deseos compulsivos, las emociones y los desencadenantes de cualquier tipo es la práctica de contemplar una experiencia desde el punto de vista del observador, en tercera persona. Esto exige práctica, pero puede producir una verdadera apertura de la mirada para quienes se lo toman en serio.

Con la sabia guía de un terapeuta, se puede ayudar a alguien a través del proceso de descentralizar el dolor. El documento «Descentralizar el dolor» es útil cuando previamente se explica y se utiliza en la sesión.

CONSEJOS PARA TRABAJAR CON LOS CLIENTES

- Puede resultar útil comenzar con la herramienta 42, «La actitud de aceptación», como un modo de ampliar la historia del dolor, lo cual abrirá la puerta para la práctica de «Descentralizar el dolor». Estas dos prácticas de conciencia atenta funcionan bien juntas.
- Lee el documento y pruébalo tú mismo antes de aplicarlo a tu cliente. Será mucho más fácil de captar y explicar a otra persona si antes lo experimentas, narrando tu historia de la manera que se describe a continuación. (También podrás empatizar con lo difícil que puede ser contar una historia de una manera descentralizada, sin utilizar las palabras *yo*, *me* o *mío*).
- Es importante seguir el documento «Descentralizar el dolor» en la sesión, antes de hacer que el paciente lo pruebe él solo, porque

el papel del terapeuta como «oyente comprometido» es fundamental para el proceso descentralizador.

→ Recorre todo el documento de una sentada, desde la parte
1 a la 4.

• Asegúrate de que procesas los sentimientos que proceden del
hecho de realizar la práctica descentralizadora. A menudo hay
una sensación de alivio que se produce al no sentirse tan constreñido por la historia egocéntrica.

Documento: DESCENTRALIZAR EL DOLOR

Este documento está pensado para que reflexiones sobre el dolor y la
experiencia del dolor de un modo diferente. Pero antes, para ilustrar
una cuestión, responde a la pregunta siguiente con una sola frase. La
pregunta es: ¿qué has desayunado esta mañana y hasta qué punto
te gustó? Ha sido fácil, ¿verdad? Ahora, veamos: ¿has empleado las
palabras *yo*, *me* o *mío* al responder la pregunta? ¡Desde luego que
lo hiciste! Es normal, porque habitualmente adoptamos una visión
de las cosas muy personal, o «egocéntrica». Es así como hablamos
de nuestro mundo y nuestras experiencias y como los compartimos.
Pero ¿qué ocurre cuando hablamos de *mi* dolor? ¿Qué sucede cuando consideramos que el dolor es *nuestro*? Esto no implica que tú no
seas quien lo experimenta. Claro que lo eres. Ahora bien, lo que esta
práctica sugiere es que es posible considerar y experimentar el dolor —o cualquier otra cosa— desde una perspectiva más neutral y que
juzga menos. Dicho de otro modo, sería como un testigo imparcial
que observa lo que ocurre y lo describe sin participar en ello. ¿Te has
preguntado alguna vez cómo adoptar la perspectiva del «testigo imparcial» puede cambiar tus sensaciones acerca del dolor?

Instrucciones:

Esta práctica te llevará a experimentar la historia de tu dolor desde el punto de vista de un testigo imparcial. El ejercicio tiene cuatro partes, y comienza con una historia de precalentamiento.

1. **Historia de precalentamiento: el punto de vista personal.** Durante los tres minutos siguientes describirás una comida reciente memorable. Es mejor si la compartiste con otros y contiene algún tipo de componente emocional, sea positivo o negativo. Ahora, describe esa historia en detalle: lo que comiste, cómo sabía la comida y si te gustó o no, con quién estabas, si disfrutaste con la conversación o no, de qué hablasteis y el lugar en el que comisteis. ¿Comiste más de lo que querías? ¿Cómo te sentiste por ello? (Como alternativa, si no hay nadie a quien contársela, escribe la historia aquí).

2. **Historia de precalentamiento: el punto de vista descentralizado.** Acabas de compartir una historia desde un punto de vista muy del «yo» personal. Ahora, comparte la misma historia de un modo diferente. Esta vez la narrarás sin utilizar las palabras *yo, me* o *mío*. ¡Vas a intentar descentralizar tu historia! No es fácil hacerlo, así que aquí tienes unas cuantas sugerencias. Cuando narres la historia de este modo, no uses los pronombres *él* o *ella* ni *esta persona* para representarte. Eso sería como utilizar *yo.* En lugar de eso, habla de las experiencias más o menos así: «había la experiencia del cuerpo caminando y sentándose a la mesa», «la boca probó la hamburguesa y percibió lo jugosa que estaba», «los ojos vieron el mantel blanco», «el estómago sintió malestar después de comer», «hubo una conversación muy interesante», etc.

¿Has visto cómo es posible contar la misma historia desde la perspectiva del observador, en tercera persona?

Es importante que al practicarlo por primera vez le cuentes tu historia a un oyente atento. El que escucha tiene un trabajo muy importante y específico. No interrumpirá mientras escucha con interés. Y lo que es más importante, prestará atención a las palabra, *yo, mi* o *mío* para ver cuándo las utilizas incluso sin darte cuenta. Al oír cualquiera de estas palabras, levantará la mano para hacerte saber que has utilizado una de ellas. Cuando esto ocurra, puedes reformular tu historia. Repito que no es fácil, y no tienes que ser perfecto en la no utilización de esas palabras. El hecho de contar tu historia de este modo te ayuda a aprender que tu experiencia de comer (o de sentir dolor) puede verse de una manera descentralizada. Siempre puedes volver, después de la práctica, a tu punto de vista muy personal, «egocéntrico». Ahora compartirás tu misma historia de la comida sin utilizar las palabras *yo, mi* o *mío* durante unos tres minutos, y el oyente atento estará contigo. ¿Estás listo? Comienza, pues. (Como alternativa, si no puedes encontrar a alguien para contarle la historia descentralizada, escribe esa versión de la historia a continuación).

_____

_____

_____

_____

_____

_____

Reflexiones:

¿Hasta qué punto te ha resultado difícil contar tu historia sin utilizar las palabras *yo, mi* o *mío*?

_____

_____

_____

_____

_____

¿Cómo te has sentido al experimentar tu historia desde este punto de vista más neutral? ¿Era más descriptivo? ¿Ha tenido una menor emotividad negativa para ti?

_____

_____

_____

_____

¿Qué has notado que sea útil o positivo al pasar al punto de vista del espectador imparcial?

_____

_____

_____

_____

3. **Historia de dolor: punto de vista personal.** Durante unos tres minutos contarás una historia muy personal acerca de una experiencia en la que sentiste dolor o te sentiste mal. Puede ser la historia de tu mañana, al despertarte. O podría ser la historia de cómo el dolor limitó tu capacidad de hacer algo que querías hacer (ver a un amigo, participar en alguna actividad, etc.). ¡Emplea todas las veces que quieras las palabras *yo*, *mi* o *mío*! (Si no tienes a nadie con quien compartir esta historia, escribe a continuación tu experiencia).

_____

_____

_____

_____

_____

4. **Historia de dolor: punto de vista descentralizado.** Ya has practicado contar una historia sin las palabras *yo*, *mi* o *mío*. Durante los tres minutos siguientes compartirás la misma historia de dolor que acabas de describir, pero desde la perspectiva neutra, carente

de juicios e imparcial, de un testigo interesado. Una vez más, el oyente atento escuchará y levantará la mano para hacerte saber que has utilizado yo, mi o mío durante la historia. Si sucede, comienza de nuevo expresándolo de otro modo, describiendo las experiencias en distintas partes del cuerpo. Incluso la palabra dolor es un juicio, así que podrías quizás utilizar la palabra sensación para luego describirla del mejor modo que puedas —como opresión, presión, tensión o cualquier otro término que describa la sensación que experimentas en ese momento—. Recuerda describir tu entorno y otras experiencias en detalle.

Por cierto, también puedes mencionar pensamientos negativos que formaron parte de la historia de dolor. Desde la perspectiva del observador, podrías describirlo más o menos así: «la mente siguió repitiendo el pensamiento negativo de que…», «había un sentimiento de frustración o tensión en el estómago» o «la mente decía que ojalá las cosas fueran de otro modo». De esta manera puedes saber qué hay en la mente y qué hay en el cuerpo.

(Si no dispones de un oyente atento, escribe en tu diario la historia descentralizada de dolor a continuación).

Reflexiones: Después de la práctica que has realizado, ¿cómo has vivido el hecho de contar tu historia otra vez desde la perspectiva descentralizada?

¿Cómo te has sentido al experimentar tu historia de dolor desde este punto de vista más neutro? ¿Has podido notar cómo los pensamientos o los comentarios de la mente desempeñaban un papel en tu historia? Te puede resultar útil saber que solo por el hecho de «tener» un pensamiento no quiere decir que tengas que creértelo.

_____

_____

_____

_____

¿Qué puedes indicar de positivo o útil en el cambio al punto de vista del espectador imparcial de tu historia de dolor?

_____

_____

_____

¿En qué sentido crees que este cambio puede ser útil? ¿Cuándo podrías practicar contar la historia de esta manera descentralizada, aunque sea como un recordatorio de que puedes elegir cómo experimentar tu historia de dolor?

_____

_____

_____

_____

Dejar atrás el capullo protector del dolor

ESTILOS DE APRENDIZAJE

Los siguientes estilos de aprendizaje son compatibles con esta práctica:

Verbal-lingüístico
Social-interpersonal

PENSAMIENTOS PARA LOS TERAPEUTAS

El dolor puede hacer que se forme un capullo protector alrededor de la persona. Este capullo tal vez tenga un objetivo de supervivencia, porque puede ayudar a conservar la energía emocional y física durante un tiempo de crisis. De manera comprensible, el dolor puede hacer que uno se retire a su caparazón y se resguarde del mundo externo, especialmente de las relaciones. El dolor puede hacer que cambien radicalmente los papeles en las relaciones, alterar el modo como se experimenta la intimidad o incluso el contacto y producir un profundo caudal de culpa o resentimiento.

¿Cómo restablecer o reparar las relaciones después de una larga permanencia en el capullo? Recuperarse del dolor tiene mucho que ver con salir del capullo para comenzar una nueva vida. Igual que la salida de la mariposa del capullo es un proceso largo y a menudo difícil, restablecer las relaciones puede ser también un proceso frágil y delicado.

«Dejar atrás el capullo del dolor» es un inventario y una exploración para aquellas personas que están todavía dentro del dolor, o que se están recuperando de él, y que quieren hacer balance de cómo ha afectado a las relaciones de su vida. Si alguien ha estado en su capullo durante un tiempo, puede sentir terror de dejarlo atrás. La confianza y la apertura constituyen cualidades esenciales para atravesar el capullo del dolor que se ha endurecido con el miedo, la rabia y otras emociones fuertes.

CONSEJOS PARA TRABAJAR CON LOS CLIENTES

- Combina «Dejar atrás el capullo del dolor» con otra práctica que sirva de apoyo para establecer conexiones:

  → Herramienta 26, «Saborear el éxito: pasado, presente y futuro».

- Investiga la historia del paciente y sus maneras de conectar con los compañeros en el pasado para tener claves respecto a cómo dejar atrás con éxito el capullo.

  → Utiliza este documento no solo con aquellos que se han retirado a causa de un capullo protector de dolor físico, sino también a causa de capullos protectores emocionales, como los causados por el divorcio, la depresión, la pena, etc.

- La disponibilidad y la motivación del cliente para reconectar con otras personas importantes para él, después de una enfermedad, es un elemento importante que debes tener en cuenta mientras embarcas a tu cliente en la exploración del documento «Dejar atrás el capullo del dolor».

- Después de tratar los miedos y las preocupaciones del cliente relacionados con el restablecimiento de una relación, puede ser útil establecer objetivos y tiempos razonables para hacer que esto ocurra.
- Hay muchos caminos para salir del capullo del dolor. Estos incluyen:

  → Relaciones en el trabajo.
  → Relaciones familiares.
  → Amistades.

Documento: DEJAR ATRÁS EL CAPULLO DEL DOLOR

Cualquier clase de experiencia sostenida de dolor —físico o emocional— puede hacer que nos aislemos y nos retiremos. El dolor puede ser como un capullo que nos separa de los demás. Atrapados en el capullo, dirigimos toda nuestra energía a manejar el dolor. Mientras tanto, nos quedan pocos recursos disponibles para los demás. Sin que seamos culpables de ello, nos aislamos, y a veces el capullo es tan grueso que los otros quedan fuera, apenas visibles.

Este documento está pensado como una exploración de cómo tu capullo de dolor ha afectado a tus relaciones y ofrece algunas sugerencias respecto a lo que puedes hacer para empezar a «dejar atrás el capullo del dolor» y restaurar y restablecer las conexiones con los demás.

Instrucciones: Reflexiona sobre las preguntas siguientes. Recuerda que aquí no hay respuestas erróneas. Si has estado oculto en el capullo durante cierto tiempo, te puede dar miedo salir de él.

Completar este documento es un acto de valentía por tu parte. Requiere apertura, fe y confianza mirar ese capullo, para romper los muros que te han resguardado en unos momentos difíciles. Pero ningún capullo es permanente. Toda mariposa tiene que abandonar su efímera casa para volar libre.

Reflexiones: ¿Cuánto tiempo has estado en tu capullo de dolor? ¿Qué objetivos cumplió para ti? ¿Fue útil en algún sentido?

¿Cómo cambió o se transformó el capullo con el tiempo? ¿Se hizo más grande y más grueso? ¿Se volvió más oscuro su interior? ¿Pasó a ser más resistente a las cosas externas?

¿Cómo fue afectando a tus relaciones —en casa, en el trabajo, con los amigos, etc.— el hecho de estar en el capullo?

¿Cuál es tu principal preocupación, temor o ansiedad cuando piensas en dejar el capullo?

¿Qué relaciones te gustaría restablecer después del tiempo pasado en el capullo?

¿Qué roles han cambiado, si es que alguno lo ha hecho, como consecuencia de haber estado en el capullo? (Por ejemplo, una esposa quizás tuvo que hacerse cargo de más responsabilidades cotidianas como consecuencia de que su cónyuge estuviese en el capullo).

¿De qué manera sencilla podrías echarle una mano a alguien a quien quieras cuidar y esté dentro de su capullo? Cualquier idea es útil, y cuantas más puedas sugerir, mejor. (Esto podría incluir cosas como una llamada, una mano sobre el hombro, una sonrisa, cualquier acto cariñoso, hacerle una comida, etc.).

¿Cómo puedes utilizar las pequeñas acciones y estrategias de cuidado antes mencionadas de una manera constante? ¡Cuesta reconstruirse cuando sales del capullo! Ten paciencia y constancia. ¿Cómo puedes hacer un seguimiento, quizás mediante un diario, de tus esfuerzos por salir del capullo? Observa los resultados y cómo te sientes al volar más libremente.

Lecciones de la naturaleza

ESTILOS DE APRENDIZAJE

Los siguientes estilos de aprendizaje son compatibles con esta práctica:

Verbal-lingüístico
Visual-espacial
Musical-sónico
Corporal-cinestésico-táctil
Reflexivo-intrapersonal
Naturalista
Existencial-búsqueda de sentido

PENSAMIENTOS PARA LOS TERAPEUTAS

En su sabio y profundo libro *How to Train a Wild Elephant* (*Cómo entrenar a un elefante salvaje*), Jan Chozen-Bays escribe:

La conciencia plena de nuestra constante relación con los árboles y las plantas al intercambiar nuestra respiración puede proporcionarnos una conciencia de nuestra interconexión con todos los seres [...] Si un ser vivo no capta nuestra atención porque es ruidoso, se mueve de aquí para allá, nos mira profundamente o es peligroso, dejamos de percatarnos de su presencia.

Si has dejado de observar la naturaleza, tal vez te estés perdiendo uno de los mayores espectáculos que el hombre conoce... y que está disponible todos los días, sin comprar una entrada cara ni necesitar gafas 3D.

La naturaleza nos enseña por el hecho de ser lo que es: auténtica y real. No hay nada fingido o falso en ella. Sabe lo que debe hacer, y no necesita preguntarse por sus motivos. Chozen-Bays señala también que un único árbol, joven, por ejemplo, libera tanta frescura como diez aparatos de aire acondicionado para habitaciones de un tamaño medio comprados en los grandes almacenes de nuestro barrio. Los árboles crean también microentornos, al refrescar en verano y mantener la calidez en invierno.

En cuanto humanos que tenemos ojos, nariz, oídos, manos y pies, tendemos a relacionarnos con los seres que son fundamentalmente como nosotros. Por ejemplo, no pensamos en los insectos de manera muy cálida y afectuosa, ¿verdad que no? Tendemos a ser primato-céntricos y mamífero-céntricos. Pero si levantásemos los brazos hacia el cielo, dejando que nuestros dedos se estirasen como ramas, podríamos descubrir que nos parecemos a un árbol. Qué hermoso es pensar que los humanos somos realmente árboles en movimiento, con pies. Con estas ideas en mente, veamos qué lecciones pueden compartir con nosotros nuestros primos los árboles.

CONSEJOS PARA TRABAJAR CON LOS CLIENTES

• En el caso de los clientes que son contemplativos y conecten con esta práctica, «Lecciones de la naturaleza», muéstrales los siguientes documentos, que tienen una orientación similar:

→ Herramienta 15, «Contemplar el firmamento y la naturaleza».
→ Herramienta 34. «Reducir el ruido mediante la naturaleza».

Documento: LECCIONES DE LA NATURALEZA

Los beneficios de prestar atención a la naturaleza

¿Te has encontrado alguna vez inmerso en la maravilla y el esplendor de la naturaleza? Hay árboles, por ejemplo, que sabemos que son milenarios. Los árboles no solo son los organismos vivos más grandes de la Tierra, sino que además dependemos de ellos para nuestra supervivencia. Y lo que es más importante todavía, tienen muchas cosas que enseñarnos, con tal de que les prestemos atención.

Instrucciones: Lee la historia que sigue y haz un inventario de cómo la naturaleza podría ayudarte a encontrar lecciones respecto a cómo gestionar el dolor en tu vida.

Lo que viene a continuación es la historia real de un hombre —llamémoslo Jerry— que recibió una sorprendente lección al decidir salir a la naturaleza y observar los árboles un día:

Jerry trabajaba en una oficina que se había convertido en un lugar deprimente y triste al que tenía que ir cada día. Se habían producido muchos despidos, y Jerry había visto cómo tuvieron que marcharse varios de sus amigos y asociados. Imaginó que su tiempo había llegado.

Mientras tanto, Jerry se preocupaba y se desesperaba pensando en ello, hasta el punto de que la preocupación impregnaba todas las áreas de su vida. Incluso dejó de hablar a sus compañeros de trabajo y cerró la puerta de su despacho. Se sentía como un prisionero esperando la ejecución, y esto llegó a afectar negativamente a su vida, hasta el punto de que llegó a sufrir una depresión grave. Una mañana, para tomarse un descanso de la sensación opresiva que sentía en la oficina, Jerry salió fuera, a un pequeño jardín que había dentro del edificio. No era nada espectacular; solo había unos cuantos árboles anodinos y algunos matorrales. Jerry se sentó en una valla de madera, y bastante rápidamente su atención quedó atrapada por la naturaleza que lo rodeaba. Se olvidó de todos sus problemas en el trabajo. Durante un tiempo no pensó en el día en que lo llamarían al despacho de su jefe ni en cómo encontraría otro trabajo tras ser despedido. No se lamentó de cómo se verían frustrados sus planes de jubilación. No arrugó la frente al pensar en lo decepcionante que sería el despido para su esposa y su familia. En lugar de eso, estaba cien por cien absorto en el drama y la historia de la naturaleza que se desarrollaba ante él.

Le llegó como un relámpago repentino. Allí estaba, justo ante él. La respuesta que estaba buscando.

Sus ojos estaban concentrados en las enredaderas de la yedra que colgaba aferrándose a los troncos de los árboles. Podía ver por dónde las habían cortado los jardineros. Pero la yedra comenzaba a crecer y a subir de nuevo por el árbol. No había abandonado ni había dejado de vivir por el hecho de que el jardinero hubiese llegado con un par de tijeras. No temía el fracaso ni estaba preocupada, pues estaba haciendo lo que se supone que tenía que hacer, y siempre hallaba un modo de seguir avanzando.

De repente, Jerry realizó un poderoso descubrimiento: «Aunque mi trabajo terminase mañana, encontraré una manera de seguir creciendo y viviendo, igual que esa yedra».

Reflexiones:

¿Has tenido alguna vez una experiencia de asombro en la naturaleza, como la que Jerry tuvo en la historia anterior? ¿Qué te ha parecido leer una historia en la que la desesperanza se transformó en esperanza?

_____

_____

_____

_____

_____

_____

¿Hay alguna observación, a partir de tu experiencia de la naturaleza, los árboles, las plantas, que sea aplicable a tu historia de dolor? ¿Hay una lección de la naturaleza que pueda darte un sentimiento de esperanza o te permita descubrir un modo diferente de experimentar el dolor?

¿Cómo puedes sentarte con la naturaleza como práctica, sea diariamente, día sí, día no o una vez a la semana?

Paradójicamente, el secreto de sintonizar con la sabiduría de la naturaleza puede estar en dejarla ser, sin más, y no esperar una respuesta. También puede tener un gran valor establecer la intención de estar presente y abierto a las lecciones que la naturaleza puede ofrecer. En el espacio que sigue, escribe tu intención —basta con una o dos frases—, una intención que refleje claramente tu deseo de abrirte a las lecciones que la naturaleza quiera ofrecerte. Puedes imaginar que esta lección procede de la fuente que quieras: de un poder superior, de Dios, de tu propio ser sabio, de la Madre Tierra, etc.

Afirmación de bondad amorosa

ESTILOS DE APRENDIZAJE

Los siguientes estilos de aprendizaje son compatibles con esta práctica:

Verbal-lingüístico
Visual-espacial
Reflexivo-intrapersonal
Existencial-búsqueda de sentido

PENSAMIENTOS PARA LOS TERAPEUTAS

El sufrimiento es algo que todos los humanos tenemos en común. (Afortunadamente, también lo es la alegría). En cualquier caso, como seres humanos, no nos resulta posible evitar las pérdidas de un tipo u otro. Tener un cuerpo humano implica estar sujeto a la enfermedad, la fragilidad, el envejecimiento y en última instancia la muerte. Ni que decir tiene que intentar negar esta realidad, resistirse a ella o hacer como si no existiera no es más que otra forma de sufrimiento. No parece haber salida de este lío, y aún así, hay un modo de dar significado a la pérdida y al dolor. Se llama *compasión*, que originalmente quiere decir «estar con quien sufre».

Conocer el sufrimiento significa que podemos intentar aliviarlo. A diferencia de la empatía, mediante la cual podemos ponernos en la piel de otra persona, la compasión nos empuja a estar disponibles para reducir el sufrimiento de otros a través de la acción inegoísta. Ciertamente, más de un 25 %, una cuarta parte de los estadounidenses, hacen voluntariado u ofrecen algún servicio a quienes lo necesitan. Si bien algunos investigadores creen que la compasión es un instinto que conduce a la supervivencia, otros creen que puede enseñarse. De cualquier modo, se necesita más compasión y autocompasión.

El investigador Richard Davidson, director del Center for Investigating Healthy Minds ('centro para la investigación de mentes sanas') y coautor, con Sharon Begley, de *El perfil emocional de tu cerebro*, ha colocado a algunos monjes del dalái lama en máquinas de imagen por resonancia magnética para ver si las funciones cerebrales se modifican en quienes han practicado diez mil horas o más de meditación compasiva. Su trabajo muestra que un entrenamiento intenso en compasión produce cambios significativos en las funciones cerebrales. Davidson ha hallado también que la compasión puede aprenderse y que produce un comportamiento altruista en los sujetos que se forman en ella.

¿Qué hacemos con este conocimiento? Podemos aplicarlo utilizando la antigua meditación de la bondad amorosa o la práctica de la afirmación. Esta práctica genera compasión hacia uno mismo y hacia los otros, así como perdón, ambos atributos que pueden ayudar considerablemente a quienes luchan con el dolor y la pérdida de bienestar físico.

CONSEJOS PARA TRABAJAR CON LOS CLIENTES

- La «Afirmación de la bondad amorosa» se halla estrechamente relacionada con la herramienta 50, «En paz con el dolor», que es otra meditación que puede utilizarse para generar sentimientos cálidos de amor y comprensión. Comparte ambas meditaciones con tus clientes como una hermosa caja de herramientas.

- Antes de trabajar con la bondad amorosa, es importante comprender la formación religiosa o espiritual del cliente.

  → Aunque la bondad amorosa fue en sus orígenes una antigua práctica budista, los investigadores del tema consideran que las palabras empleadas son «palabras que proporcionan seguridad», es decir, que imprimen en el núcleo del cerebro límbico sentimientos de seguridad, confianza y apertura.

  → Al ser expuestas a ciertas palabras, como *amor*, *intimidad*, *seguridad*, etc., las personas experimentan una mayor apertura y confianza hacia los demás. Para describirla de una manera más secular, esta meditación puede decirse que proporciona seguridad.

  → Esta meditación tiene que ver con el deseo profundo de bienestar, un bienestar que puede imaginarse que procede de cualquier fuente, como una bendición, una afirmación, un poder superior, Dios, etc.

- Trabaja con tus clientes para adaptar las palabras de esta meditación de la manera apropiada. Por ejemplo:

  → «Que yo sea...» puede transformarse en una elección activa afirmando «decido ser...» o «yo soy...».

  → Pueden añadirse otras palabras a la meditación, como: «Que yo sea *amado, aceptado, comprendido, perdonado, liberado del dolor*», etc.

- Lo que viene a continuación en el documento puede utilizarse como guion para conducir al cliente a través de esta práctica la primera vez.

- Practicar esta meditación puede constituir una experiencia emocional fuerte. Deja siempre el tiempo necesario después de la meditación, cuando la hagas en una sesión, para que pueda procesarse.

→ Comienza siempre sugiriéndole a tu cliente que afirme la bondad amorosa para sí mismo; más tarde puede enviarla a otros.

Documento: AFIRMACIÓN DE LA BONDAD AMOROSA

En su libro *Las obras del amor*, el filósofo y teólogo danés Søren Kierkegaard compartió cierta sabiduría sobre la esencia del amor. Escribió:

Engañarse y abandonar el amor es la más terrible decepción;
es una pérdida eterna para la que no hay reparación,
ni en el tiempo ni en la eternidad.

A alguien que está luchando con el dolor, sea físico o emocional (quizás ambos), puede resultarle difícil pensar en la idea del amor. Pero la afirmación practicada en estas páginas no tiene que ver con el amor en el que puedes estar pensando. No es el sabor del amor romántico, sentimental o nostálgico, dependiente de una persona o un recuerdo específico. Se trata más bien del deseo compasivo profundo por el bienestar de todas las personas. Se basa en que todos los seres merecen este amor que no discrimina, que todos necesitamos, porque todos hemos luchado o sufrido de un modo u otro. Incluso esa persona que parece feliz y da la impresión de tenerlo todo tendrá que habérselas con la pérdida y el dolor en la vida. Así pues, esta práctica es una forma de compasión, palabra que en realidad significa estar con el sufrimiento de otros. Comenzamos desarrollando compasión hacia nosotros mismos. Es un proceso, ya que es posible que uno no sienta que merece este deseo profundo de bienestar. Si es así, uno puede empezar representándose a sí mismo como el bebé o el niño que fue, y que era merecedor de esta meditación amorosa. Pronuncia las palabras para esa parte de ti.

Ofrecer amor y caridad hacia nuestros semejantes es un tema central en todas las tradiciones de sabiduría. Se encuentran ejemplos claves de bondad amorosa en las historias de cómo Jesús, Buda y Mahoma daban de comer al hambriento y al necesitado, sin discriminaciones.

Sea cual sea tu formación, esta es una práctica inclusiva de la que todo el mundo puede beneficiarse. Además, puedes ver estas palabras de un modo que encaje con tu formación religiosa o espiritual, como una bendición, una oración, una afirmación, etc.

Instrucciones: Sigue las palabras que vienen a continuación, afirmándolas para ti mismo una y otra vez... *con el enfoque que prefieras.*

1. COMIENZA CON EL PERDÓN

Todos hemos sido heridos; por eso esta práctica comienza con el perdón. Tal vez seas ese padre, por ejemplo, que sabe que ofendió involuntariamente a sus hijos y aun así espera la gracia del perdón. O quizás heriste a alguien sin darte cuenta, porque no supiste hacerlo mejor. Sea cual sea tu caso, reflexiona sobre las palabras que vienen a continuación. Permite que el perdón actúe como un bálsamo para tu espíritu herido, para que puedas sanar la herida y seguir adelante. Al enviar perdón, abres también la puerta a una conducta más despierta y sensible, alerta incluso a las consecuencias sutiles de tus acciones y tus pensamientos. Jesús habló de esto en la Biblia (Lucas, 6: 37) cuando dijo: «No juzguéis y no seréis juzgados. No condenéis y no seréis condenados. Perdonad y seréis perdonados».

Repite las siguientes palabras antes de seguir adelante:
Pueda yo perdonarme por herir a otros.
Puedan otros perdonarme por haberlos herido.
Pueda yo perdonarme por herirme a mí mismo.

2. PRONUNCIA LAS PALABRAS DE LA BONDAD AMOROSA PARA TI MISMO

Repite las palabras siguientes una y otra vez. Dilas hasta que sientas que resuenan en tu interior. Tal vez ello te lleve cinco, diez o treinta minutos.

Que esté yo seguro,
que sea feliz,
que esté sano,
que esté en paz.

Opcionalmente, añade estas palabras:

Que quede libre de dolor, hambre y sufrimiento.

3. PRONUNCIA LAS PALABRAS DE LA BONDAD AMOROSA PARA OTROS

A continuación, repetirás la meditación/afirmación de la bondad amorosa para otras personas. Imagínalas con aspecto radiante, saludable y feliz a medida que les envías este deseo profundo de bienestar. Mira la lista de seis grupos que viene a continuación. Las dos de arriba resultan evidentes, pero el grupo de «personas neutras» se refiere a aquellos a los que puede ser que veas o con los que puede ser que interactúes de vez en cuando, pero que realmente no conoces, como la cajera del supermercado, aquella persona que vive en tu calle y saludas al pasar, etc.

El grupo de «personas hostiles» representa a aquellos que resultan problemáticos en tu vida. Quizás incluso te han infligido algún daño o te han maltratado. Es un grupo que supone el mayor reto para enviar a otros las palabras de la bondad amorosa. Si encuentras que no puedes enviarle esas palabras a este grupo, puedes detenerte y comenzar a enviarte amor a ti mismo. Luego, cuando sientas que resuenas con las palabras, comienza otra vez a enviar bondad amorosa a los otros, empezando por la parte de arriba de la lista.

Recuerda que incluso ese maltratador o esa persona difícil en tu vida ha sufrido de un modo u otro y se beneficiaría de tu bendición. Además, sabes que no hace falta que esa persona problemática sepa que le estás enviando esas palabras. De hecho, es posible que ni siquiera esté viva ya. Puesto que la bondad amorosa hace caer los muros de la separación entre nosotros y los demás, decir esas palabras para otros, incluso para aquellos que pueden habernos herido o dañado, también nos beneficia a nosotros. Estas son las categorías y la manera de repetir el deseo bondadoso-amoroso de bienestar para esos grupos de personas:

1. Maestros/mentores/guías.
2. Familiares.

3. Amigos.
4. Personas neutras.
5. Personas hostiles.
6. Todo el mundo/los seres vivientes/las cosas existentes sin discriminaciones.

Repite las siguientes palabras de bondad amorosa para cada uno de los grupos indicados:

Que (nombre) se sientan seguros y a salvo.
Que (nombre) sean felices.
Que (nombre) tengan salud.
Que (nombre) tengan paz.

Opcionalmente, añade estas palabras:

Que (nombre) estén libres de dolor, hambre y sufrimiento.

4. CONCLUYE CON UNA BENDICIÓN O UN DESEO PARA OTROS
Después de haber extendido la bondad amorosa a los seis grupos, termina con las siguientes palabras:

Que aquellos que sufren se vean libres de sufrimiento.
Que quienes se ven atenazados por el miedo se vean libres de temor.
Que los afligidos alejen de sí todo pesar.
Que todos los seres encuentren alivio.

Reflexiones: ¿Qué te ha parecido realizar la meditación o la afirmación de la bondad amorosa? ¿Ha habido alguna parte que hayas encontrado difícil?

La práctica de la bondad amorosa lleva tiempo y exige paciencia. ¿Cómo crees que podría ayudarte esto a dirigirte hacia el perdón, para ti mismo u otras personas?

¿Cómo podrías desarrollar una práctica meditativa o afirmación constante de bondad amorosa? ¿Cuál sería el lugar ideal para practicarla? Dicho lugar ideal puede ser la soledad de la naturaleza o un espacio diseñado para esta práctica del cultivo de la paz, la bondad y la compasión.

Sanar con música

PENSAMIENTOS PARA LOS TERAPEUTAS

Hay una gran cantidad de datos que muestran hasta qué punto la música puede promover la salud. Un investigador en este campo es el doctor Michael Miller, director de la Unidad de Cardiología Preventiva en el Centro Médico de la Universidad de Maryland. En un estudio, Miller hizo que los sujetos escucharan música alegre que, a partir de experiencias anteriores, hacía que los participantes se sintieran positivos o experimentaran una sensación de euforia. Se hicieron pruebas a estas personas para ver si el revestimiento interno de los vasos sanguíneos se había constreñido o relajado. La relajación es beneficiosa porque el endotelio, o revestimiento interno de nuestros vasos sanguíneos y linfáticos, se considera que es el «guardián» de nuestra salud circulatoria y vascular.

La investigación de Miller mostró que escuchar música durante treinta minutos hacía que los vasos sanguíneos se expandieran. (Estudios anteriores utilizaron la risa y obtuvieron resultados similares). En una entrevista emitida por la Radio Pública Nacional estadounidense, Miller explicó que la expansión era de «alrededor de un 25 %, lo que supone que es similar en magnitud a lo que anteriormente se había observado con la actividad aeróbica».

En términos de la ciencia del cerebro, cantar una canción (o recitar poemas o leer en voz alta) produce una gran actividad en buena parte del cerebro, lo cual puede hacer que sea más difícil centrarse en cosas como la ansiedad y el dolor. Si bien la música puede tranquilizar, también puede ayudar a que el cuerpo se haga cargo de la gestión del dolor y promueva la salud de un modo que solo ahora estamos empezando a comprender.

CONSEJOS PARA TRABAJAR CON LOS CLIENTES

- Para los clientes que conecten con la música como uno de sus estilos fundamentales de aprendizaje, puedes integrar la herramienta 29, «Sintonizar con la música», con la práctica complementaria de «Sanar con música».
- Observa si una canción determinada sirve como una metáfora, un tema diario o incluso un mantra que el cliente puede utilizar para mantenerse centrado.

Documento: SANAR CON MÚSICA

¿Cuándo es la última vez que cantaste una canción, solo por diversión?

Un estudio realizado en la Universidad de Estocolmo, en Suecia, mostró que cuando los aficionados practicaban el canto se reducía la sensación de estrés, al mismo tiempo que experimentaban sentimientos de alegría y júbilo. Es interesante observar que los cantantes profesionales no obtenían el mismo beneficio, porque estaban preocupados por la ejecución y los resultados logrados. ¿No es hermoso saber que puedes cantar sin esa presión? Aquí se trata de cantar por diversión.

Si eres demasiado tímido o no puedes cantar por cualquier motivo, no te preocupes. El solo hecho de escuchar música se ha demostrado que es beneficioso para reducir el estrés, debido a su efecto sobre el sistema vascular. Escuchar música alegre expande y relaja los vasos sanguíneos y los vasos linfáticos.

Prueba las siguientes estrategias y comenta cómo cambian tu experiencia del dolor, el estrés o la ansiedad.

Instrucciones:

Experimenta con cada una de las ideas musicales que vienen a continuación para ver cuál funciona mejor para ti. Canta al menos durante cinco minutos cada vez. Si te apetece, puedes cantar más tiempo. Cada vez que pruebes uno de los métodos musicales siguientes, califica el nivel de dolor o malestar que sientes en una escala del 1 al 10, en la que 1 es el nivel más bajo y 10 el más elevado.

Tras terminar, asegúrate de calificar de nuevo el dolor o el nivel de malestar en una escala del 1 al 10. De este modo, puedes ver qué método es más eficaz para disminuir el dolor, controlarlo o distraerte de él. (Utiliza la tabla que viene más adelante para seguir la pista a tus puntuaciones).

1. CANTA O TARAREA UNA CANCIÓN QUE TE GUSTE

Aunque no acostumbres a cantar canciones, prueba a ver qué te parece cantar una de tus canciones favoritas. También puedes tararearla, lo que produce los mismos efectos. Thomas Jefferson era famoso por tararear sus temas escoceses favoritos cuando vivía en Monticello.

Piensa en la posibilidad de cantar una canción de tu pasado con la que disfrutabas. Si no recuerdas la letra, puedes mirar en Internet, donde es muy fácil localizar letras de todo tipo.

2. CANTA CON MÚSICA

Como cuando vas a un bar con karaoke, puedes disfrutar cantando con música. Esto podría ayudarte si no tienes las letras.

3. ESCUCHA MÚSICA QUE TE PAREZCA ALEGRE

Escucha música que haga que te sientas bien. Esto quiere decir que te produzca un sentimiento inspirador o incluso eufórico. Idealmente, escúchala durante quince minutos o más. Si puedes moverte o balancearte con el sonido, adelante, y permite que tu cuerpo se mueva como quiera. La música de artistas como Randy Newman y Bobby McFerrin parece que provoca sonrisas. ¿Quizás también a ti?

4. EXPERIMENTA CON TIPOS DE MÚSICA DIFERENTES

Quizás pienses que solo te gusta un tipo determinado de música. Pero ¿has escuchado otros tipos de música recientemente? Por ejemplo, se ha demostrado que la música clásica relajante ayuda a que las personas sanen más rápidamente después de una operación quirúrgica. Esto podría presentarte la oportunidad de explorar y expandir tus gustos musicales. ¡O quizás confirme tus preferencias actuales! Diviértete descubriendo distintos tipos de música.

Dolor antes	Método musical	Dolor después
En esta columna, puntúa el nivel de dolor antes de la música. Califica el estado de ánimo del 1 (bajo) al 10 (alto)	Cantar, tararear, cantar con música, escuchar música alegre, tipos de música	Puntúa de nuevo tu nivel de dolor después de escuchar la música, en una escala del 1 al 10

Reflexiones: ¿Qué has descubierto sobre la eficacia de la música como modo de gestionar el dolor? ¿Qué has aprendido sobre la capacidad de la música de volver a centrar tu atención?

¿Qué método para conectar con la música ha funcionado mejor para reducir el dolor o distraerte de él? ¿Cuál encuentras más manejable y utilizable?

¿Cómo podrías crear una práctica constante para utilizar la música con el fin de reducir el estrés o el dolor? ¿Cuáles podrían ser las dificultades para que esto funcionase? ¿Cuál sería uno de los beneficios de esta práctica para ti o para quienes te rodean?

En paz con el dolor

ESTILOS DE APRENDIZAJE

Los siguientes estilos de aprendizaje son compatibles con esta práctica:

Verbal-lingüístico
Visual-espacial
Reflexivo-intrapersonal
Existencia-búsqueda de sentido

PENSAMIENTOS PARA LOS TERAPEUTAS

Padecer un dolor crónico o importante puede ser una experiencia de soledad y aislamiento extremo. A los demás les resulta fácil decir que comprenden lo que supone tener dolor, pero puede sonar como algo vacío. Si bien el dolor no siempre puede evitarse o reducirse, el sentimiento de aislamiento puede disminuir mediante la práctica de meditar sobre los benefactores, esas personas que se preocupan por nosotros. Esto puede proporcionar una sensación de fortaleza y también ayudar a los que están sometidos al dolor a buscar apoyo y abrirse a los demás.

Esta potente práctica está relacionada con la meditación de la bondad amorosa, pero se diferencia en que invita a un sentimiento de seguridad a través de la visualización. Si el dolor ha encerrado a alguien en la oscuridad (como hemos analizado en la herramienta 46, «Dejar atrás el capullo protector del dolor»), esta meditación ofrece un modo importante de dejar entrar la luz. Esta meditación es una habilidad para afrontar los problemas, un medio potente para ayudar a los demás a lograr una mayor paz respecto a su estado.

CONSEJOS PARA TRABAJAR CON LOS CLIENTES

• Para los clientes que encuentran útil la meditación y la visualización, la práctica «En paz con el dolor» puede encajar con las otras dos meditaciones para el dolor que se hallan en esta parte del libro. Estas incluyen:

→ Herramienta 43, «La meditación del oso».
→ Herramienta 48, «Afirmación de bondad amorosa».

• Utiliza las instrucciones del documento como guía para conducir a tus clientes a través de esta práctica por primera vez.
• Permite el tiempo necesario para procesar las emociones procedentes de practicar esto en la sesión.

Documento: EN PAZ CON EL DOLOR

Una visualización reconfortante
En la medida en que pueda parecerte que tu dolor es algo que los demás no pueden entender ni suponer, esta meditación puede ayudarte a darte cuenta de que no estás solo. Estar en paz con el dolor no quiere decir que te resignes, ni que no quieras que las cosas sean de otro modo con todo tu corazón y toda tu mente. Pero sí quiere decir que puedes descansar en la paz mental que procede del amor y el apoyo de los demás.

Esta visualización hará que te sientas rodeado por el amor de quienes te han cuidado y apoyado a lo largo de tu vida, así como por aquellos que sabes que te ofrecerían su presencia amorosa si pudieran estar contigo ahora.

Instrucciones:

1. **Antes de comenzar, establece la intención siguiente:** «Pueda yo, con esta meditación, hallar paz mental con mi dolor, a través del amor, el apoyo y el consuelo de otros».

2. **Busca un lugar silencioso, en el que no seas interrumpido al menos durante diez minutos.** Cierra los ojos.

3. **Recuerda a esas personas con las que te encuentras a gusto.** Son personas de toda la vida que han mantenido el deseo de que seas amado y estés bien. Son amigos que tienen los pensamientos y sentimientos más cálidos hacia ti, y que cuando estás cerca de ellos te sientes seguro y cómodo.

   Imagina a esas personas que podríamos llamar benefactores, porque se preocupan de tu estado actual y quieren lo mejor para ti. ¿Quiénes son esas personas? Podría ser un familiar o un amigo querido que hace que te sientas seguro y digno. Podría ser también uno de tus maestros de la escuela primaria, un vecino amable o un consejero de los campamentos a los que ibas y al que le tenías cariño. Pueden haber sido desconocidos que han sido amables y que tenían una presencia amorosa que todavía recuerdas. Además, añade a este grupo a esas personas o mentores espirituales que se tomaban en serio tus mejores intereses. También podrían ser figuras históricas, desde Jesús o Buda hasta la Madre Teresa, o cualquiera que sepas que ha deseado profundamente tu felicidad. Estos seres evolucionados y espirituales comprenden plenamente tu situación difícil y harían cualquier cosa por estar contigo en este momento y por prestarte apoyo estando a tu lado. Trae a todas estas personas a tu mente. Visualízalas sonrientes y radiantes mientras te rodean, todo el rato enviándote el cálido resplandor de su amor y su apoyo más profundo. Desean tu felicidad, tu seguridad, tu alegría, tu salud y tu paz. Te aceptan y aman completamente y de manera incondicional, tal como eres.

Puedes experimentar su amor incondicional y su compasión ilimitada hacia tu difícil situación, así como su deseo de que seas feliz, como un suave resplandor, una luz cálida que te baña por completo. Como un meloso jarabe cálido y dulce, imagínalo que desciende desde la cima de la cabeza y se derrama hasta las puntas de los dedos de los pies.

Permite que este amor incondicional hacia ti impregne todas las células de tu cuerpo. Absórbelo en cada respiración que haces. Ábrete para dejar que entre este apoyo, esta compasión, este amor. Si percibes algún pensamiento escéptico o negativo que trepa sigilosamente hasta tu mente, déjalo pasar y vuelve otra vez al profundo deseo de tu propio bienestar.

Si tu mente vaga, simplemente date cuenta de ello y vuelve tranquilamente a tu grupo amoroso, tus benefactores. Date cuenta de que su amor y su compasión no son algo pasivo. Son como un río profundo de energía que fluye, te conmueve y te inspira profundamente. ¡Qué hermoso estar rodeado por tantas personas amorosas...!

4. **Di mentalmente (para ti mismo) las siguientes palabras:** «Pueda yo descansar en la compasión, el amor y el apoyo que estas personas tienen hacia mí. Que pueda descansar con una sensación de paz duradera en mi estado actual, sabiendo que estoy siempre apoyado por mis benefactores».

5. **Todo está interconectado. Y así, opcionalmente, puedes elegir disolver mentalmente la separación entre tú mismo y tus benefactores.** Ahora, fúndete con ellos al mismo tiempo que te embarga una sensación de unidad con esas personas. Al sentir esa unión, has de saber que todos los seres pueden ser benefactores entre sí. Todos queremos sentir esta experiencia de comprensión compasiva, amor y felicidad.

6. **Para terminar esta meditación, permítete descansar unos momentos en la paz de las cosas tal como son.** Permaneciendo con la sabiduría que procede del conocimiento de que siempre puedes estar rodeado por la cálida mirada compasiva y el apoyo

amoroso de los benefactores de tu pasado, de tu presente e incluso de aquellos que puedas encontrar más tarde hoy o mañana.

7. **Finalmente, envía a estos benefactores una bendición que refleje tu gratitud y tu aprecio.**

Reflexiones: ¿Qué te ha resultado sorprendente de esta meditación sobre estar «en paz con el dolor»? ¿Qué benefactores se te han manifestado?

¿Cómo has vivido el hecho de recibir esta compasión hacia tu estado? ¿Cómo te has sentido al ser apoyado por benefactores sabios que comprendían tu dolor?

¿Cómo podrías incorporar esta meditación a tu vida? ¿Cómo podría ayudarte a descubrir benefactores o establecer contacto con benefactores potenciales? ¿Cómo procederías para establecer contacto con estos benefactores o descubrirlos?

Bibliografía - Recursos

LIBROS

Altman, Donald, *Art of the Inner Meal: The Power of Mindful Practices to Heal Our Food Cravings*, Moon Lake Media, 2002.

_____*A Course in Mindfulness: The Heart of Mindful Living*, Moon Lake Media, 2011 (disponible en: www.MindfulPractices.com).

_____*Eat, Savor Satisfy: 12-Weeks to Mindful Eating*, Moon Lake Media, 2006 (disponible en: www.MindfulPractices.com).

_____*The Joy Compass: 8 ways to find lasting happiness, gratitude and optimism in the present moment*, New Harbinger Publications, 2012.

_____*Meal by Meal: 365 Daily Meditations for Finding Balance through Mindful Eating,* New World Library, 2004.

_____*Living Kindness: The Buddha's Ten Guiding Principles for a Blessed Life,* Moon Lake Media, 2009.

_____*Mindfulness Code: Keys for Overcoming Stress, Anxiety, Fear, and Unhappiness,* New World Library, 2010.

_____*One-Minute Mindfulness: 50 Simple Ways to Find Peace, Clarity and New Possibilities in a Stressed Out World*, New World Library, 2011.

Altman, Donald y Crosby, Greg, Chapter 5; *Wiley-Blackwell Handbook of Group Psychotherapy: Integrative Cognitive-Behavioral Group Therapy*, Wiley Books, 2011.

Armstrong, Thomas, *7 Kinds of Smart: Identifying and Developing Your Multiple Intelligences*, Plume, 1999.

Badenoch, Bonnie, *Being a Brain-Wise Therapist*, W. W. Norton & Co., 2008.

Baer, Ruth, *Técnicas de tratamiento basadas en mindfulness*, Desclée De Brouwer, 2017.

Barker, Philip, *Using Metaphors in Psychotherapy*, Bruner Meisel U., 1987.

Beck, Judith, *Terapia cognitiva*, GEDISA, 2011.

Begley, Sharon, *Entrena tu mente, cambia tu cerebro*, Ediciones Granica, 2008.

Benson, Herbert y Proctor, William, *Relaxation Revolution: The Science and Genetics of Mind Body Healing*, Scribner, 2011.

Biswas-Diener, Robert, *Invitation to Positive Psychology: Research and Tools for the Professional*, PositiveAcorn.com, 2008.

Bloomquist, H., *Skills Training for Children with Behavior Problems*, Guilford Press, 2006.

Brantley, Jeffrey, *Calmar la ansiedad*, Oniro, 2010.

Bryant, Fred, y Veroff, Joseph, *Savoring: A New Model of Positive Experience*, Lawrence Erlbaum Associates, 2006.

Burns, David, *Sentirse bien*, Paidós, 2010.

Chödrön, Pema, *Comienza donde estás*, Gaia Ediciones, 2016.

Craigie, Jr., Frederic, *Positive Spirituality in Health Care: Nine Practical Approaches to Pursuing Wholeness for Clinicians, Patients, and Health Care Organizations*, Mill City Press, 2010.

Daiensai, Richard Kirsten, *Smile: 365 Happy Meditations*, MQ Pub., Ltd., 2004.

Davidson, Richard y Begley, Sharon, *The Emotional Life of Your Brain*, Plume, 2012.

Diener, Ed; Biswas-Diener, Robert, *Happiness: Unlocking the Mysteries of Psychological Wealth*, Blackwell Publishing, 2008.

Flores, Philip, *Addiction as an Attachment Disorder*, Aronson, 2003.

Fralich, Terry, *Cultivating Lasting Happiness*, Premier Publishing Media, 2012.

Gershon, Michael, *The Second Brain*, Harper Paperbacks, 1999.

Goleman, Daniel, *Emociones destructivas*, Kairós, 2003.

Gordon, M. D., James, *Unstuck: Your Guide to the Seven-Stage Journey Out of Depression*, Penguin Press, 2008.

Groopman, Jerome, *Anatomy of Hope*, Random House, 2005.

Hamilton, Allan y Weil, Andrew, *The Scalpel and the Soul*, Tarcher, 2008.

Hanson, Rick, *El cerebro de Buda: la neurociencia de la felicidad, el amor y la sabiduría*, Milrazones, 2011.

Hayes, Steven y Smith, Spencer, *Get Out of Your Mind & Into Your Life*, New Harbinger Publications, 2005.

Hayes, Steven; Follette, Victoria; Linehan, Marsha (eds.), *Sal de tu mente, entra en tu vida*, Desclée De Brouwer, 2013.

Hüther, Gerald, *The Compassionate Brain: How Empathy Creates Intelligence*, Trumpeter Books, 2006.

Jevne, R. F., *When Dreams Don't Work: Professional Caregivers and Burnout*, Baywood Publishing Co., 1998.

Jevne, R. F. y Miller, J. E., *Finding Hope: Ways to See Life in a Brighter Light*, Willowgreen Publishing, 1999.

Kabat-Zinn, Jon, *Vivir con plenitud las crisis*, Kairós, 2018.

Kabat-Zinn, Jon, *Mindfulness en la vida cotidiana: dondequiera que vayas, ahí estás*, Paidós, 2009.

Kabat-Zinn, Jon y Myla, *Everyday Blessings*, Hyperion Books, 1998.

Kabat-Zinn, Jon; Teasedale, John; Williams, Mark; Zindel Segal; *The Mindful Way Through Depression*, Guilford Press, 2007.

Kaiser Family Foundation. http://kff.org/other/event/generation-m2-media-in-the-lives-of/.

Klein, Allen, *The Healing Power of Humor*, Tarcher Press, 1989.

Kornfield, Jack, *The Art of Forgiveness, Loving-Kindness, and Peace*, Bantam Books, 2002.

Lawley, James y Tompkins, Penny, *Metaphors in Mind: Transformation through Symbolic Modelling*, The Developing Company Press, 2011.

Levine, Peter, con Frederick, Ann, *Sanar el trauma*, Neo Person, 2013.

Linley, Willars y Biswas-Diener, *The Strengths Book: Be Confident, Be Successful, and Enjoy Better Relationships*, CAPP Press., 2010.

Lyubomirsky, Sonja, *La ciencia de la felicidad*, Urano, 2008.

Marra, T., *Depressed & Anxious: The Dialectical Behavioral Therapy Workbook for Overcoming Depression and Anxiety*, New Harbinger Publications, 2004.

Martin, Kathleen, ed., *The Book of Symbols*, Taschen, Germany, 2010.

McDermott, Diane, *Making Hope Happen*, New Harbinger Publications, 1999.

McDermott, Diane y Snyder, C. R., *The Great Big Book of Hope*, New Harbinger Publications, 2000.

Mehl-Madrona, Lewis, *Healing the Mind through the Power of Story*, Bear and Co., 2010.

Merzenich, Michael, *Soft-Wired: How the New Science of Brain Plasticity Can Change Your Life*, Parnassus Publishing, 2013.

Mikulincer, Mario y Shaver, Philip, *Attachment in Adulthood*, Guilford Press, 2007.

Najavits, Lisa, *Seeking Safety*, Guilford Press, 2001.

Naperstek, Bellruth, *Staying Well with Guided Imagery*, Warner Books, 1994.

O'Connor, Richard, *Undoing Perpetual Stress*, Berkley Trade Books, 2006.

O'Donohue, John, *Anam Cara: El libro de la sabiduría celta*, Sirio, 2010.

Padesky, C. A. y Greenberger, D., *Clinician's Guide to Mind Over Mood*. Guilford Press, 1995.

Ratey, John, *Spark: The Revolutionary New Science of Exercise and the Brain*, Little, Brown, and Co., 2008.

Salzberg, Sharon, *Loving Kindness: The Revolutionary Art of Happiness*, Shambala, 1995.

Sapolsky, Robert, *¿Por qué las cebras no tienen úlcera?*, Alianza, 2008.

Schwartz y Gladding, *You Are Not Your Brain*, Avery Publishing, 2011.

Schwartz, Jeffrey, *Brain Lock*, Harper Perennial, 1996.

Schwartz, Jeffrey y Begley, Sharon, *The Mind and the Brain: Neuroplasticity and the Power of Mental Force*, ReganBooks, 2003.

Segal, Zindel; Williams, Mark; Teasdale, John, *MBCT. Terapia cognitiva basada en el mindfulness para la depresión*, Kairós, 2017.

Seligman, Martin, *Aprenda optimismo*, Debolsillo, 2017.

Shedon, Kasdan y Steger, eds., *Designing Positive Psychology*, Oxford University Press, 2011.

Siegel, Dan, *The Developing Mind*, Guilford Press, 2012.

Siegel, Dan y Hartzell, *Parenting from the Inside Out*, Tarcher Books, 2003.

Siegel, Dan y Payne Bryson, Tina, *El cerebro del niño*, Alba, 2019.

Silananda, U., *The Four Foundations of Mindfulness*, Wisdom Publications, 2003.

Snyder, C. R., *The Handbook of Hope*, Academic Press, 2000.

_____ *The Psychology of Hope*, Free Press, 2003.

Snyder, C. R., McDermott, Cook y Rapoff, *Hope for the Journey: Helping Children Through Good Times and Bad*, Basic Books, 1997.

Snyder, C. R. y Ford, C., *Coping with Negative Life Events*, Springer, 1987.

Somov, Pavel, *Anger Management Jumpstart: A 4-Session Mindfulness Path to Compassion and Change,* PESI Publishing & Media, 2013.

Somov, Pavel, *Present Perfect: A Mindfulness Approach to Letting Go of Perfectionism and the Need for Control,* New Harbinger Publications, 2010.

Tarragona, Margarita, *Positive Identities: Narrative Practices and Positive Psychology*, PositiveAcorn.com, 2012.

Thich Nhat Hanh, *El milagro del mindfulness*, Oniro, 2014.

Wehrenberg, Margaret, *The 10 Best-Ever Anxiety Management Techniques*, W. W. Norton & Co., 2008.

Whybrow, Peter, *American Mania: When More Is Not Enough*, W. W. Norton & Co., 2006.

WEBSITES

Libros de Donald Altman y CD de meditación guiada:
www.MindfulPractices.com
www.TheJoyCompass.com
www.OneMinuteMindfulnessBook.com
www.MindfulnessCode.Com

Center for Investigating Healthy Minds:
www.investigatinghealthyminds.org

Center for Mindful Eating:
www.TCME.org

Dana Foundation Brain and Immunology Newsletter:
www.dana.org

Forgiveness Project:
www.theforgivenessproject.com

Global Association for Interpersonal Neurobiology Studies:
www.mindgains.org

Greater Good Science Center:
www.greatergood.berkeley.edu

Hope Foundation:
www.hopefoundation.org

Humor Project:
www.thehumorproject.com

Laughter Heals Foundation:
www.laughterheals.org

Laughter Yoga International:
www.laughteryoga.org

Mindful Awareness Research Center:
www.marc.ucla.edu

Mindfulness Research Monthly:
www.mindfulexperience.org

Mind & Life Institute:
www.mindandlife.org

Music and Happiness:
www.musicandhappiness.com

Network for Grateful Living:
www.gratefulness.org

Optimist International:
www.optimist.org

Scientific American Mind:
www.SciAmMind.com

Social Cognitive Neuroscience Laboratory, UCLA:
www.scn.ucla.edu

Sobre el autor

D onald Altman es psicoterapeuta y escritor galardonado. Ha sido monje budista y profesor adjunto en la Portland State University. Fue uno de los expertos elegidos para participar en el documental *The Mindfulness Movie*, es también autor de varios libros pioneros sobre cómo integrar el antiguo mindfulness en la vida moderna, entre los que se encuentran *One-Minute Mindfulness, The Mindfulness Code, The Joy Compass, Living-Kindness, Art of the Inner Meal* y *12-Weeks to Mindful Eating*. Donald ha sido vicepresidente de The Center for Mindful Eating ('centro para el comer consciente') y dirige talleres de mindfulness en todo Estados Unidos.